Die **SimpleFit**-Methode

# **Faszien**Training

**Wichtiger Hinweis!**

Konsultieren Sie bei gesundheitlichen Problemen, vorhandenen Verletzungen oder einer Schwangerschaft Ihren Arzt, bevor Sie mit dem Übungsprogramm beginnen. Starten Sie nicht ohne vorheriges Aufwärmen mit dem Training. Falls während des Trainings Schmerzen auftreten, sollten Sie das Training abbrechen und ebenfalls erst mit einem Arzt Rücksprache halten, bevor Sie weitertrainieren.
Überfordern Sie sich nicht, passen Sie Ihr Training Ihrer persönlichen körperlichen Verfassung an.
Dieses Buch wurde nach dem aktuellen Wissensstand sorgfältig erarbeitet. Dennoch erfolgen alle Angaben ohne Gewähr. Autor, Producer und Verlag haften nicht für eventuelle Nachteile und Schäden, die aus den im Buch gezeigten Übungen und genannten Ratschlägen resultieren.

Die **SimpleFit**-Methode

# **Faszien**Training

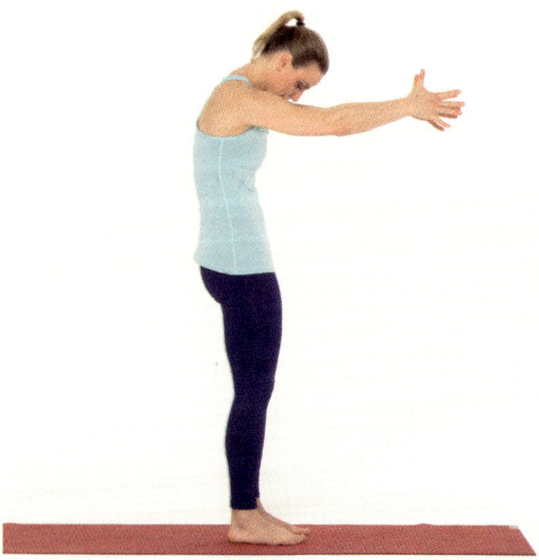

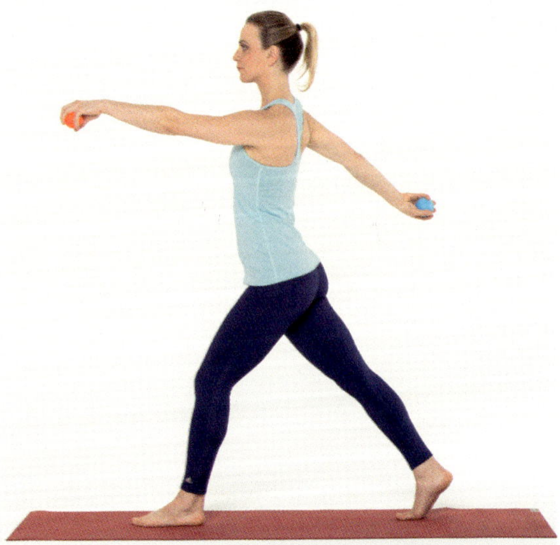

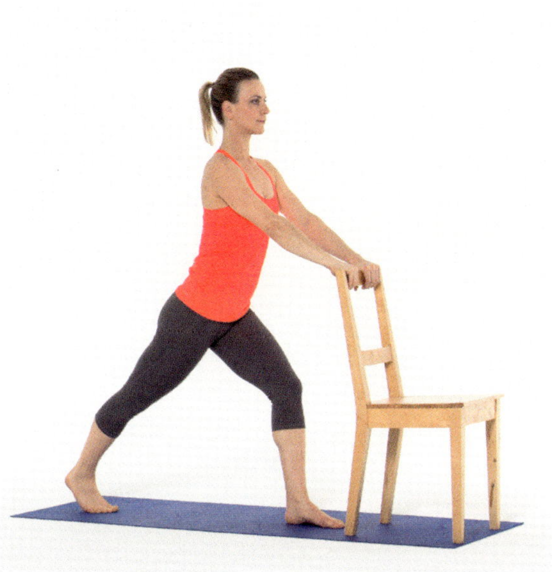



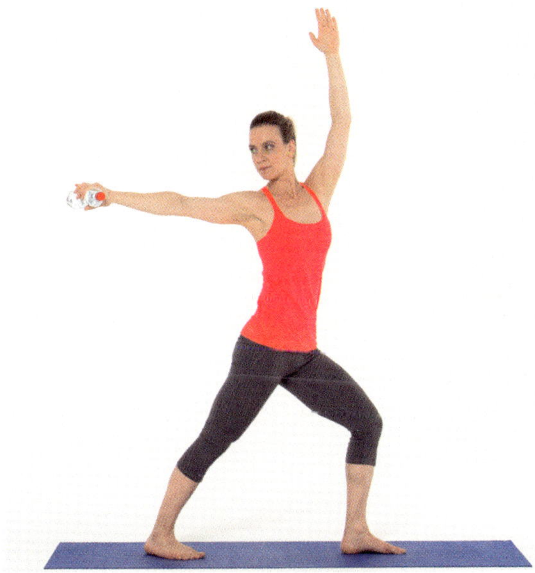

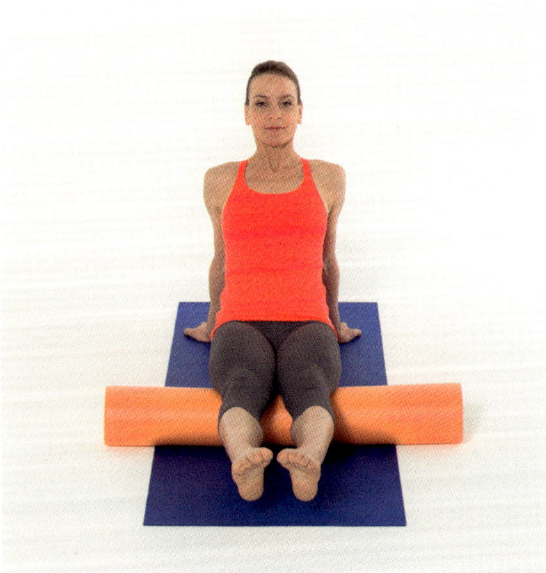

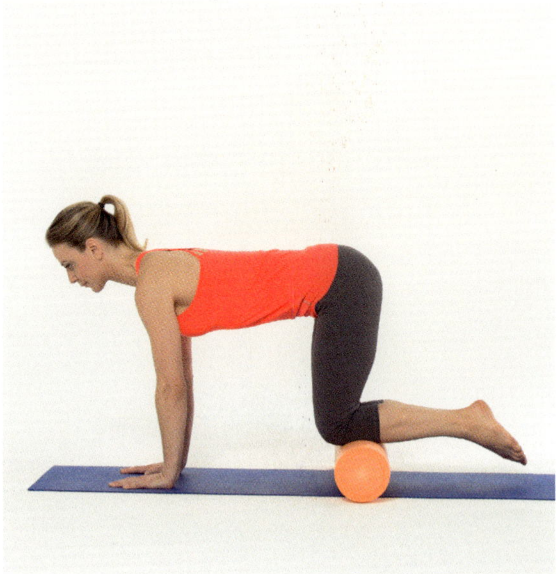

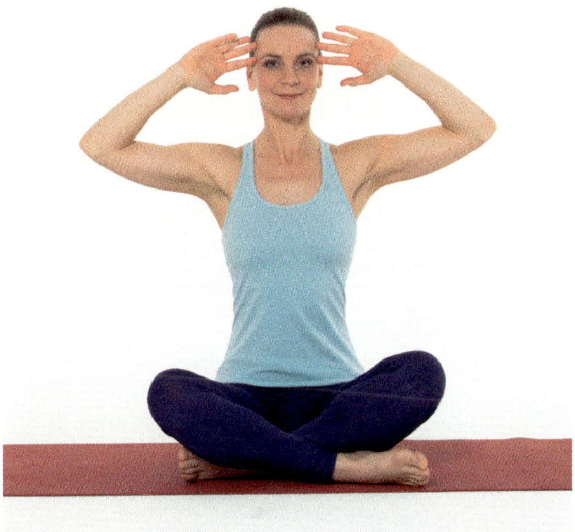



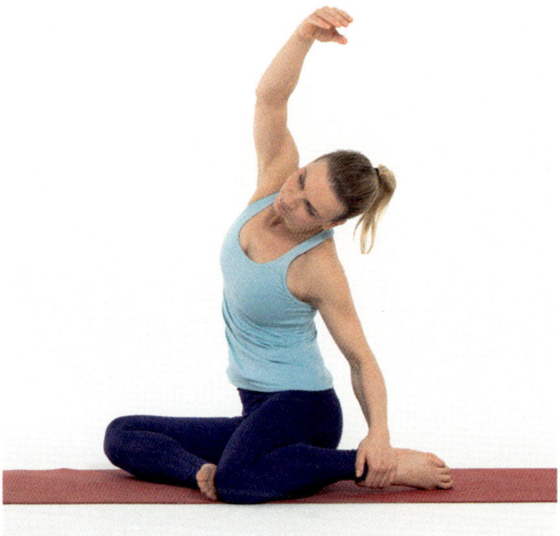

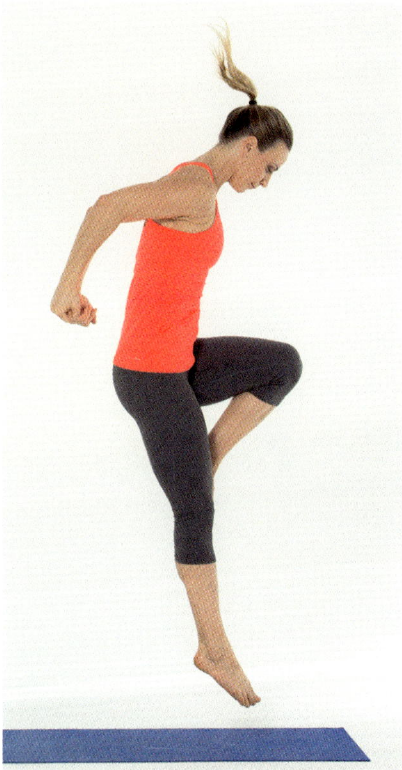

## Weshalb unsere Faszien Bewegung brauchen

Dieses Buch widmet sich beinahe ausschließlich unserem, bisher völlig unterschätzen, Bindegewebe. Trend hin oder her – hier handelt es sich nicht um ein neuartiges Fitnesskonzept. Im Gegenteil, dank der fortgeschrittenen Forschung wissen wir beispielsweise nun endlich um den Wert der Dehnung, und warum Schwünge, Sprünge und Federungen zu einem festen Bindegewebe führen und regelrechte Glücksgefühle auslösen können. Sie zweifeln? Stellen Sie sich doch bitte noch einmal auf ein Trampolin und baden Sie in den Endorphinen!

**Was sind eigentlich Faszien?**

Neu ist nur die Begrifflichkeit des „Faszientrainings". Dabei wurde bereits im Jahr 2007 auf dem ersten internationalen Faszienkongress in Vancouver die Bezeichnung „Faszien" als einheitlicher, synonymer Fachbegriff für das tiefergelegene Bindegewebe und die die Muskeln umgebenden Strukturen festgelegt. Faszientraining ist aktuell ein großer Trend in Magazinen und Fitnessstudios. In der Sportwissenschaft, unter Medizinern und Körpertherapeuten allerdings sind die Faszien schon länger ein fester Bestandteil im Verständnis und der Behandlung unserer Muskeln, Sehnen und Bänder. Dass diese Faszien jedoch tatsächlich noch viel mehr leisten, empfinden und steuern können, hat die Forschung erst in jüngster Zeit entdeckt – und sicher werden weitere Erkenntnisse folgen.

**Faszien sind empfindsam**

Eines steht bereits fest: Auch Faszien leiden bei Verletzungen, Fehlhaltungen, Bewegungsmangel und Stress. Das bedeutet im Umkehrschluss, dass sie auch auf Bewegung reagieren und Schmerzsignale senden können. Eine revolutionäre Entdeckung, weil man bisher davon ausgegangen ist, dass das gesamte Bindegewebe nur als Füll-, Stütz- und Verbindungsstoff existiert und mehr oder weniger inaktiv ist. Inzwischen ist sogar schon die Rede von dem größten Sinnesorgan des menschlichen Körpers und einem sechsten Sinn, der Bewegung und Wahrnehmung steuert und spürt. Wenn man bedenkt, dass die Dichte der Sinneszellen für Schmerz- und Bewegungsempfinden innerhalb der Faszien um ein Vielfaches höher ist als im Muskel selbst, wird die Tragweite der Bedeutung der Faszien annähernd fassbar.

Selbst der kontrovers diskutierte Muskelkater erhält eine neue Bedeutung, denn tatsächlich entsteht der Schmerz nicht im Muskel, sondern bereits in der Faszie, der den Muskel umgebenden Struktur. Strenggenommen sollte es nun eigentlich „Faszienkater" heißen ... Schließlich sind auch Sportverletzungen meistens Schäden der faszialen Strukturen, wie Kapseln, Bänder und Sehnen. Es liegt daher nahe, diese Strukturen in der Regeneration zu beachten und ihnen vor allem im präventiven Training zu mehr Flexibilität und gleichzeitig Festigkeit zu verhelfen. Und genau diese Aufgabe verfolgen die Übungen im vorliegenden Buch.

**Ein Netzwerk im gesamten Körper**

Man muss sich die Faszien als ein Gesamtkörpergeflecht, eine Art Netzwerk, vorstellen, das viele Körperteile durchzieht und miteinander verbindet. So werden auch Verspannungen fortlaufend durch den Körper „transportiert" und können sich daher an anderen Orten als dem Ausgangspunkt manifestieren. Die lange empfindliche Rückenfaszie zieht sich beispielsweise von der Fußsohle aus über die komplette Körperrückseite bis hinauf zur Stirn. Eine zu hohe Spannung in der Wade kann daher zu einem Schmerz im Lendenbereich führen. Eine versteifte Schulter ruft Verspannung im Nacken hervor und begünstigt im weiteren Verlauf die Entstehung von Kopfschmerzen. Dies ist eine wichtige Erkenntnis für Migränepatienten: Durch ein regelmäßiges Training der Faszien sind die quälenden Schmerzen unter Umständen endlich in den Griff zu bekommen – mit dem richtigen Faszientraining. Davon geht auch der Humanbiologe Robert Schleip aus, der Urheber der Faszienforschung in Deutschland.

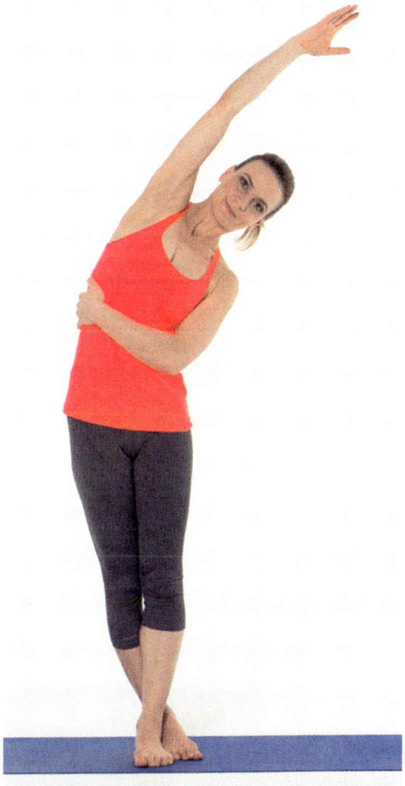

Die bisher bekannteste Form des Faszientrainings ist übrigens die Massage: Die mechanischen Reize des Knetens und Drückens lösen Verspannungen und fördern die Durchblutung der Muskulatur. Ob klassische, thailändische Massage oder Rolfing immer wird letzten Endes auch unser Bindegewebe behandelt. Und weil das voller Sinnesrezeptoren ist, werden dabei unendlich viele angenehme Signale durch den Körper gejagt. Die Massage ist also die passive Variante der Faszienbehandlung. Aber das Bindegewebe braucht in erster Linie eine aktive Pflege, damit es einwandfrei funktionieren kann. Also erst das Training, dann die Massage!

**Das Faszientraining**

Einige der auf den folgenden Seiten vorgestellten Übungen kennen Sie vielleicht schon aus dem Yoga oder dem Sportunterricht. Vielleicht haben Sie auch schon einmal einen Tennisball zur Selbstmassage benutzt. Durch die Faszienforschung ist nun bekannt, warum diese Art der Bewegung und Behandlung schon so wichtig ist: Das Dehnen, Schwingen, Federn und Drücken hat eine sehr positive Auswirkung auf die Funktion und das Zusammenspiel von Muskeln und Bindegewebe. Ein Grund, weshalb Muskel und Faszie nun sowohl medizinisch als auch im Training mehr als Einheit verstanden werden.

Noch einmal sei ganz klar gesagt: Es handelt sich beim Faszientraining nicht um eine neue Sportart. Es kann zwar für sich allein als Trainingskonzept bestehen und praktiziert werden, vielmehr aber sollten die Übungen jede Trainingseinheit, unabhängig von der Sportart, ergänzen, erweitern und erneuern. Gleich einer Katze, die sich mehrmals am Tag reckt und streckt, profitieren auch wir von einer regelmäßigen und häufigen Anwendung im Alltag. Sogar ein Training am Schreibtisch oder Arbeitsplatz ist möglich und absolut empfehlenswert. Viele der Übungen sind wirklich einfach und praktikabel – und extrem effektiv.

## Das Verständnis von Faszien, Muskeln und Bindegewebe

Die nächsten Abschnitte erläutern ausführlich den Aufbau unseres Bewegungsapparates und das Zusammenspiel zwischen Muskeln und Bindegewebe sowie die Wirkung des Faszientrainings auf unseren Körper. Wenn Sie diese Informationen erst später lesen möchten, finden Sie eine direkte Einführung ins Faszientraining auf den S. 13 ff. Der Übungsteil selbst beginnt auf S. 24.

Unser Bewegungsapparat besteht aus muskulären, faszialen und knöchernen Strukturen. Sie alle haben die Aufgabe, für Stabilität zu sorgen und gleichzeitig genügend Bewegung zu ermöglichen. Sie bilden daher eine Einheit, die immer als Ganzes reagiert und funktioniert: Der Muskel produziert die Kraft, die Faszien übertragen diese Energie durch die Sehne auf den Knochen, und eine Bewegung kann entstehen. Man kann die Faszien und das Bindegewebe zwar im Aufbau und der Beschaffenheit isoliert betrachten, aber jede Bewegung und Aktion ist ein komplexer Prozess, in dem Muskeln, Nervensystem und Stoffwechsel eine gleich bedeutende Rolle spielen. Ist einer der „Mitspieler“ verletzt, beispielsweise durch eine Fehlfunktion, müssen die anderen den Verlust ausgleichen. Je länger der Ausfall dauert, desto höher ist auch die Gefahr, dass weitere Mitspieler überfordert sind.

**Aufbau, Funktion und Zusammenspiel**

Um die Relevanz der Faszien zu verstehen, lohnt es sich deren Anatomie genauer zu betrachten. Im Wesentlichen besteht ihr Gewebe aus einer Eiweiß-Wasser-Verbindung. In dem nährstoffreichen Wasser findet der Zellstoffwechsel zur Versorgung der

Faszien statt und die Eiweiße sind für die unterschiedliche Beschaffenheit der Faszien verantwortlich. Je nach Funktion, Standort und Anordnung variieren die Faszien in Ihren Eigenschaften. Ausschlaggebend sind hierfür die zwei Fasereiweiße Kollagen und Elastin. Wie der Name schon verrät, sorgt letzteres für mehr Elastizität und Dehnfähigkeit. Ein elastisches Bindegewebe findet sich daher z. B. in der Blase oder der Unterhaut wieder, die jeweils eine gewisse Dehnfähigkeit braucht. Wenn das Kollagen dominanter ist, handelt es sich dagegen um ein straffes und sehr festes Bindegewebe. Auch Sehnen und Bänder brauchen eine hohe Zugfestigkeit, um ständig einwirkende Kräfte abzufangen oder als Anschluss vom Muskel zum Knochen die produzierte Energie zu übertragen. Als Bindeglied zwischen Muskel und Knochen fungieren die Faszien als Transmitter, indem sie für eine optimale Kraftübertragung sorgen. Daher stehen auch die Struktur und Funktion der Muskeln, Knochen und Faszien immer in einer wechselseitigen Beziehung zueinander.

Ein Beispiel: Wird die vordere Oberschenkelmuskulatur schwächer, verliert der Muskel durch den ausbleibenden Reiz seine Kraftfähigkeit und die Bänder bzw. Sehnen ihre Festigkeit. Demzufolge wird das Kniegelenk nicht mehr optimal stabilisiert und entlastet. Bei einer Verletzung, wie einem Achillessehnenriss, wird es noch deutlicher: Die Bandstruktur der langen Faszie auf der Körperrückseite ist außer Funktion und nimmt damit Einfluss auf die umliegenden Strukturen, die den Ausfall ausgleichen müssen. Durch die körperweite Vernetzung der Faszien kann es durch den Ausfall zu Störungen im gesamten Organismus kommen. Beschwerden im Fuß können daher durchaus auch Rückschlüsse auf Schmerzen im Rücken oder Nacken geben.

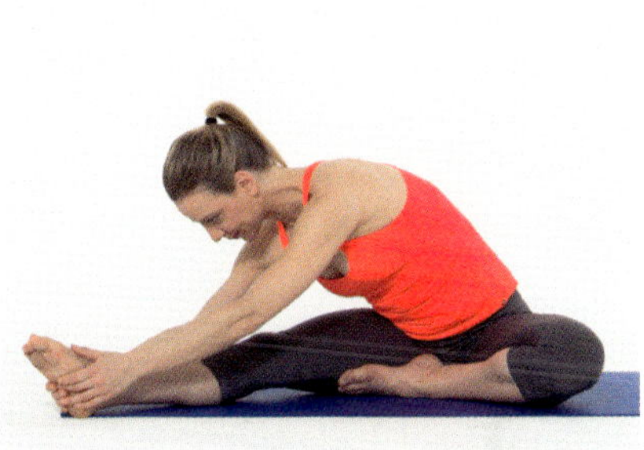

Zur Verdeutlichung: Wenn Sie eine Grapefruit halbieren und das Innere betrachten, erhalten Sie eine genauere Vorstellung der detaillierten Verzweigung und Vernetzung der Faszien. Sie sehen viele kleine Kammern, die durch dünne, weiße Schichten getrennt sind und die dicke, feste äußere Haut unter der Schale, die der Frucht die Form gibt. Genau auf diese Weise bilden unsere Faszien die Hülle der Muskeln und Muskelzellen. Sie sorgen innerhalb der Muskeln für eine reibungslose Kraftübertragung und beherbergen eine Vielzahl von Schmerz- und Bewegungsrezeptoren, wodurch sie sehr empfindlich sind. Sie geben dem Körper außerdem Halt und Stabilität, ohne ihn in seinen Funktionen einzuschränken, und steuern maßgeblich vor allem unser Gleichgewicht.

**Faszientraining gegen Rückenschmerzen**

Besonders viele Schmerzrezeptoren befinden sich auf der großen Rückenfaszie, im Bereich der Lendenwirbelsäule. Dort, wo sich der Rückenschmerz am häufigsten zeigt und regelrecht einnistet. Mit der Erkenntnis der Trainierbarkeit unserer Faszien ergeben sich neue Behandlungsmöglichkeiten für viele rückengeplagte Patienten. So sorgen die Übungen und Bewegungsformen für eine höhere Elastizität und Gleitfähigkeit des Bindegewebes. Dadurch reduzieren sie zum einen die Schmerzentstehung und zum anderen werden parallel dazu Stoffwechselprozesse angeregt, die zu einem Spannungsausgleich in den Muskeln, Sehnen und Bändern führen.

**Die Bedeutung für unsere Gesundheit**

Durch diese Empfindlichkeit der myofaszialen Strukturen, also der Muskeln und ihren Faszien, ist es dem Körper recht schnell möglich, auf Unstimmigkeiten zu reagieren. Die hohe Rezeptorendichte im Bindegewebe registriert jede noch so kleine, ungesunde Gewebsspannung und veranlasst das zentrale Nervensystem, erst einmal ein Schmerzsignal zu senden. Vielleicht kennen Sie diese Situation zu gut, wenn sie bei der Schreibarbeit am PC immer kleiner und krummer werden und Ihr Körper in der nächsten Bewegung mit einem unangenehmen Schmerz im Rücken antwortet.

Bei Unbeweglichkeit „verfilzt“ das Bindegewebe, ebenso bei dauerhaften Fehlhaltungen und einseitigen Sitzpositionen, wie sie am Arbeitsplatz oft entstehen können. Es reagiert darauf mit einem Umbau der Struktur, so dass die Faszien verfilzen, versteifen und kaum noch Bewegung innerhalb des Muskels zulassen oder ihn mit Nährstoffen versorgen können. Ein gesundes Bindegewebe ist dagegen sehr locker „gestrickt“ und strukturell ähnlich einem Jägerzaun oder Scherengitter angeordnet. Das macht ein reibungsloses Gleiten der Muskelschichten möglich und lässt eine höhere Beweglichkeit zu. Zu wenig Bewegung und Aktivität lässt die Faszien jedoch verkleben. Der Verlust der Elastizität und die entstehenden Versteifungen innerhalb des Gewebes führen dann zu Verspannungen und Schmerzen. Auch eine dauerhafte körperliche oder physische Überforderung sowie Stress und eine ungesunde Ernährung nehmen einen vergleichbar negativen Einfluss auf die Beschaffenheit der Faszien. Zum Glück aber findet durch den sehr aktiven Stoffwechsel im Bindegewebe ein ständiger Umbau der Strukturen statt, was eine Einflussnahme auf unser Befinden ermöglicht. Das Wissen über die Reaktionen der Faszien macht uns endlich handlungsfähig, wenn es um die Behandlungen dieser lästigen Beschwerden geht.

Natürlich variieren Therapie und Heilungsprozess je nach Zustand und Ausmaß der Verletzung oder Beschwerden. Je länger die Schmerzen schon bestehen bzw. je unbeweglicher und steifer die betroffene Körperpartie ist, desto mehr Zeit und Pflege bedarf es auch. Manche Bestandteile innerhalb des Bindegewebes sprechen schnell auf aktive und passive Bewegung an und produzieren in wenigen Tagen „frisches Material“. Andere wiederum brauchen mehrere Monate, um sich neu zu strukturieren. Je länger die Beschwerden andauern, desto länger währt auch der Prozess der Heilung. Jedoch: Auch wenn es vielleicht nicht sofort spürbar ist, so findet doch eine unmittelbare

Verbesserung innerhalb der Strukturen statt. Wenn Sie Ihr erstes Training absolviert haben, wissen Sie, wovon ich spreche. Viele der Teilnehmer fühlen sich nach dem Faszientraining federleicht, gelöst und einfach sehr entspannt. Seien Sie also gewiss, dass eine regelmäßige Anwendung der vorgestellten Übungen zu einer deutlichen spürbaren und teilweise auch sichtbaren Verbesserung führen wird.

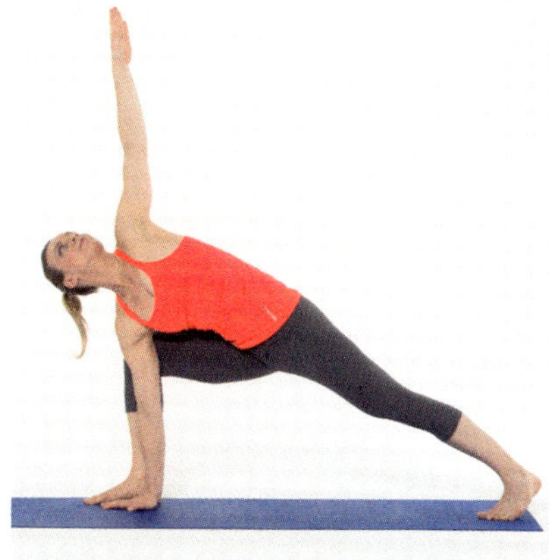

Mehr Bewegung und eine aktive Pflege der Faszien erhält also deren gesunde Struktur. Was genau Sie praktisch dafür machen müssen, werden Sie im nächsten Abschnitt erfahren. Sind die Beschwerden schon vorhanden, können auch Akkupunktur und Massage helfen. Die Rezeptoren im Bindegewebe reagieren stark auf mechanische Reize, weshalb besonders Druckmassagen und Streichungen sowie Kneten und Dehnen helfen können. Sie lösen die Verfilzungen wieder auf und reaktivieren die Funktionen der Faszien. Viele weitere solcher alternativen Behandlungsformen, wie Osteopathie, Triggerpunkt-Massage oder Rolfing, stimulieren nachweislich die Faszien und lösen effizient und spürbar die Verhärtungen im Gewebe.

## Wie funktioniert das Faszientraining?

Kommen wir also nun zu den Prinzipien und Methoden des Faszientrainings. Wichtig zu wissen ist, dass die Faszien einer bestimmten Mechanik folgen und diese auch maßgebend für die Art und Weise des Trainings ist. Denn nach dem Prinzip der Elastizität können die Faszien Energie speichern und in Form von Bewegung wieder freisetzen. Dieser Funktion folgen besonders unsere starken Sehnen. Die Sehne nimmt die Spannung aus dem Muskel auf und überträgt sie auf den Knochen, damit Bewegung entstehen kann. Eine Übung zur Verbesserung der Spannkraft der Faszien sind z. B. Arm- oder Beinschwünge, die daher auch im Übungsteil variantenreich auftauchen. Das Springen auf dem Trampolin kann auch nur durch den Mechanismus der Vorspannung funktionieren. Denn je mehr Kraft und Spannung das elastische Tuch aufnimmt, desto mehr Sprunghöhe kann auch erreicht werden. Nebenbei ist das Trampolinspringen ein ideales und gelenkschonendes Training der Muskulatur und der Faszien.

Sehnen und Bänder erhalten mehr Festigkeit und werden belastbarer, wenn sie ihrer Funktion entsprechend aktiv genutzt werden, nämlich durch Sprünge, Schwünge, federnde Bewegungen und Dehnungen. Daher ist das Training der Faszien auch maßgeblich durch dehnende Übungen und Bewegungsabläufe bestimmt.

**Dehnen nach dem Training**

Dass eine regelmäßige Dehnung die Beweglichkeit verbessert und die Regeneration nach dem Training fördert, ist längst bekannt. Im Zuge der wissenschaftlichen Untersuchungen weiß man aber heute auch, dass Faszien dehnende Bewegungen, ob statisch haltend oder dynamisch federnd, dringend benötigen, um ihre Funktion und die Struktur zu erhalten. Weil ein reines Krafttraining die verschiedenen Strukturen der Faszien oft nicht erreichen kann, bietet sich das Faszientraining daher z.B. als kurze abschließende Trainingseinheit sehr gut an, um besonders Versteifungen und Bewegungseinschränkungen vorzubeugen. Auch die entspannende Wirkung des Dehnens hat mit der Zeit noch mehr Gewichtung erhalten. Es lässt Puls und Blutdruck sinken und setzt sogar die Aktivität der Schmerzrezeptoren in den Faszien herab, wodurch die Dehnung und das Faszientraining im Allgemeinen in der Schmerzbehandlung immer mehr an Bedeutung gewinnen.

**Richtig rollen**
Ein langsames Rollen hat eine eher lösende und entspannende Wirkung, ein schnelles und starkes Rollen hingegen führt zu einer straffen und festeren Struktur, weil es die Produktion von Kollagen fördert.

### Massage mit Rolle und Ball

Ein neuer Bestandteil in der Behandlung der Faszien ist der Einsatz einer Schaumstoffrolle. Durch den mechanischen Reiz in Form von Druck auf das Bindegewebe entsteht nicht nur ein teilweise angenehmer Massageeffekt, der die Spannungen im Muskel verringert, sondern insbesondere wird auch der Flüssigkeitsaustauschund die Versorgung der Faszien mit Nährstoffen gefördert. Das Rollen hält sie „saftig“, beweglich und gesund.

Der Härtegrad der Rolle ist für die Druckstärke entscheidend. Als Einstieg empfiehlt sich eine weniger harte Rolle, da die Schmerzrezeptoren gerade zu Beginn auf den starken Reiz sehr empfindlich reagieren. Je länger Sie die Rolle nutzen und die faszialen Strukturen sich an das Training gewöhnen und anpassen, desto höher kann auch der Härtegrad der Rolle bzw. der ausgeübte Druck sein. Neben der Rolle sind auch andere Massagegeräte geeignet. Dasselbe Ergebnis, zum Teil sogar punktueller, erzielen Sie auch mit Tennis-, Schaumstoff- oder Gummibällen.

### Alle Sinne werden gefordert

Insgesamt werden Sie feststellen, dass das Faszientraining sehr multidimensional ist und Ihren Körper mit allen Sinnen fordert. Sie werden springen und drehen, sich hoch und tief und zur Seite bewegen oder mit geschlossenen Augen trainieren. Das erdordert viel Konzentration und Körperbeherrschung, wodurch Sie zum einen mehr Stabilität und Vertrauen in Ihren Körper erreichen. Zum anderen verbessern sich Körpergefühl und die Körperwahrnehmung, vor allem in der Bewegung. Dafür sorgen die vielen Sinnes- und Bewegungsrezeptoren in den Faszien.

Fakt ist, dass unsere Faszien bei jeder Bewegung entscheidend mitwirken. Selbst bei einem langen Spaziergang nutzen Sie die Spannkraft und Flexibilität der Faszien, denn das Gehen ist letzten Endes auch nur durch eine ständige Kraftübertragung der Sehnen innerhalb der Faszienbahnen möglich. In dem Fall sind besonders die Faszien der großen Rückenlinie für die Energieverteilung verantwortlich. Sie ist eine von den vier langen Faszienbahnen, die sich großflächig durch unseren Körper ziehen und ihm Kraft, Halt und Form geben.

## Die Faszienlinien

**Die oberflächliche Rückenlinie**

Die Bahnen der Rückenlinie verlaufen von der Fußsohle über die Beinrückseite, den Rücken und Nacken, den Schädel bis hin zu den Augenbrauen. Sie richten den Oberkörper auf und sind an der Stabilisierung der Wirbelsäule beteiligt. An manchen Stellen ist diese lange Faszie besonders breit, empfindlich und fest. An der Unterseite des Fußes befindet sich z. B. die sehr starke Plantarfaszie, die unsere Fußsohle bildet und den Fuß stabil hält. Wenn diese Faszie nicht dehnfähig, sondern sehr steif ist, kann die gesamte Rückenlinie in Mitleidenschaft gezogen werden. Besonders die Achillessehne leidet dann darunter und ist anfälliger für Verletzungen. Der gefürchtete Fersensporn hat oft seinen Ursprung in einer unflexiblen und verklebten Faszienstruktur.

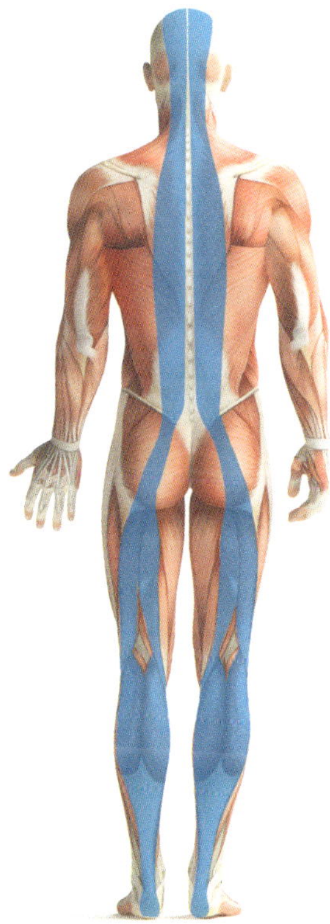

Auch im Bereich des unteren Rückens findet sich ein für Beschwerden sehr anfälliges Bindegewebe. Die dicke Lumbalfaszie bereitet durch ihre hohe Dichte an Schmerzrezeptoren oft lästige Rückenschmerzen. Winzige Risse in den kleinsten faszialen Strukturen führen zu diesen Verdickungen und Vernarbungen und sind wahrscheinlich verantwortlich für das Schmerzsignal. Solche Mikroverletzungen können durch eine dauerhafte Fehlhaltung, ständiges Sitzen oder einseitige Belastungen und Positionen entstehen. Ebenso anatomische Fehlstellungen, z. B. das Hohlkreuz, begünstigen starke Verspannungen und Überbelastungen in diesem Bereich und üben ungesunden Stress auf die Faszien aus. Eine tägliche verkrampfte Haltung am Computer führt mit hoher Wahrscheinlichkeit auch zu einem verkrampften Nacken oder Schmerzen in der Schulter, bis hin zu tauben Fingern. Die Faszien übertragen jede Spannung auf die Muskulatur und transportieren sie weiter durch den Körper. Je länger diese

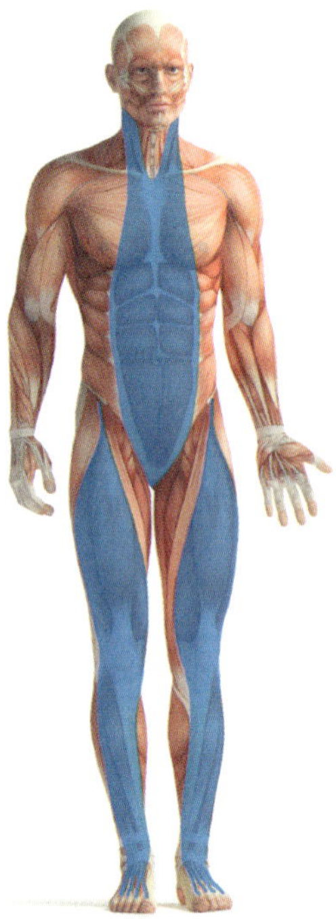

Spannung anhält, desto häufiger werden Nervenbahnen eingeengt oder die Durchblutung gestört. Starke Schmerzen bzw. Taubheitsgefühle in den durch die Faszien verbundenen Körperpartien sind dann die unangenehme Folge.

**Die Frontallinie**
Die Züge der vorderen Linie verlaufen von den Zehen über die vordere Beinmuskulatur und das Becken bis über die Rumpfvorderseite zum Hals und Kopf. Sie stabilisieren unseren Rumpf und ermöglichen eine aufrechte Haltung sowie die Bewegungen des Oberkörpers nach vorn. Ein Ungleichgewicht im Bereich der Rückenlinie kann auch zu Störungen oder Spannungen im Verlauf der Frontallinie führen. Eine ständig gebeugte Haltung z. B. führt zu Verkürzungen in der Brustmuskulatur und den an der Atmung beteiligten Muskeln. Auch das Becken gerät schnell in eine falsche Stellung, wenn die Züge und Verbindungen der faszialen Linien ungleichmäßig sind. Die Frontallinie lässt sich unter anderem durch lange Streckbewegungen im Oberkörper, verbunden mit schwingenden und kreisenden Bewegungen, optimal trainieren.

Ein ausgiebiges Räkeln und Strecken nach dem Aufstehen, idealerweise am geöffneten Fenster, belebt die frontalen Faszien – und der Tag kann beginnen.

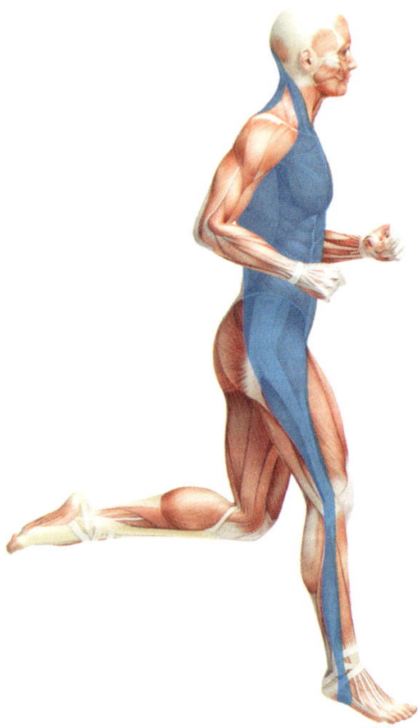

**Die Laterallinie**
Die beiden lateralen Faszienzüge entlang der Körperseiten verleihen Stabilität bei Rotationen und sorgen für ausreichend Kraft bei allen seitlichen Bewegungen des Rumpfes. Ihre Bahn beginnt an der Fußaußenseite und zieht sich über die gesamte Bein- und Rumpfseite zum Kopf, bzw. zum seitlichen Schädelansatz. Sie halten damit die Balance zwischen der vorderen und hinteren Linie aufrecht und nehmen eine bedeutende Rolle im Training ein. Alle Übungen, die unsere Taille und Körperseite dehnen, bewirken auch eine höhere Festigkeit der lateralen Faszie und sorgen für ausgeglichene Spannungsverhältnisse in unserem Körper.

**Die Spirallinie**
Die Spirallinie windet sich einmal wie eine Schraube um den ganzen Körper. Sie verläuft vom Schädel zur gegenüberliegenden Schulter, weiter über die Rumpfvorderseite zur gleichseitigen Hüfte und zum Knie, bis sie dann unter dem Fußgewölbe entlang und dann auf der Körperrückseite zum Kopf zurückführt. Dieser Strukturverlauf ermöglicht uns einwandfreie Drehbewegungen und Verwringungen sowie ein sauberes und gesundes Gangverhalten. Die Funktion der Spirallinie kann im Training

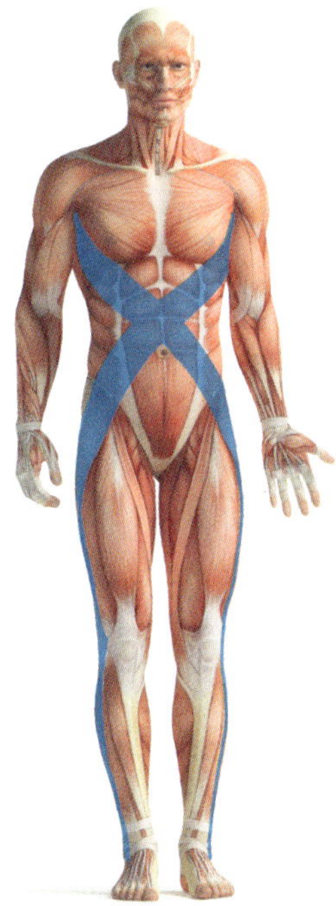

verbessert werden, z. B. durch verschiedene Rotationen in alle Ebenen oder Gleichgewichtsübungen, die mehr Stabilisation und Körperwahrnehmung erfordern.

## Praxis und Materialien

Nun sind Sie über die Funktion, den Aufbau und das Training unserer Faszien bestens im Bild. Der nächste Schritt ist die praktische Umsetzung. Wie Sie effektiv und bedacht trainieren, welche Materialien Sie nutzen und worauf Sie bei der Übungsausführung achten sollten, erfahren Sie in den nächsten Abschnitten. Schließlich soll Ihr Körper von dem Training profitieren und keine Schäden davon tragen. Ein leichter Wohlfühlschmerz ist jedoch normal und kann beim Faszientraining entstehen, besonders bei der Verwendung von Rolle oder Bällen. Er sollte aber nicht zu stark sein, so dass Sie vor Schmerzen den Atem anhalten müssen. Je nach Übungsauswahl und Trainingsprogramm benötigen Sie ein paar einfache Materialien, die im Folgenden vorgestellt werden.

**Das Fitnessband**
Das Band sollte nicht zu fest sein, weil es in der Bewegung weniger um den Krafteinsatz der Muskeln geht, sondern vielmehr eine höhere Vorspannung in den Faszien erreicht werden soll. Daher eignet sich ein Band einer geringeren Stärke am besten.

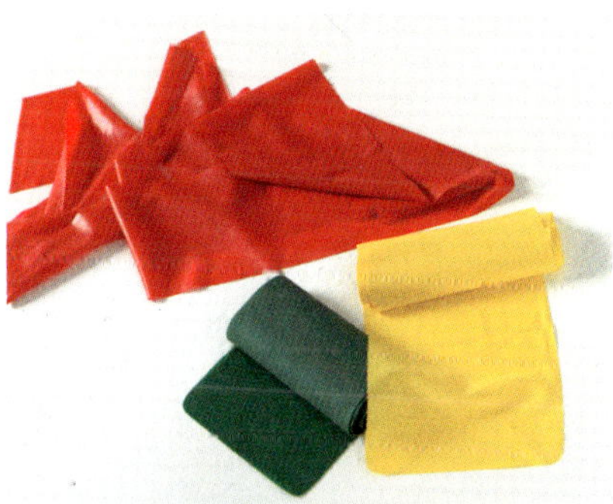

**Die Schaumstoffrolle**
Die wohl wichtigste Anschaffung für Ihr Training wird sicherlich der Kauf der Schaumstoffrolle sein. Denn wenn Sie nicht gerade ein Dauer-Abo bei Ihrem Masseur oder Physiotherapeuten haben, verschaffen Sie sich damit die Möglichkeit der Eigenbehandlung und nehmen selbst Einfluss auf Ihr Gewebe, wann immer Sie das wollen. Da es mittlerweile diverse Anbieter und Hersteller gibt, empfiehlt es sich, in einem Sporthandel einen Selbsttest durchzuführen, denn das persönliche Schmerzempfinden und der Behandlungsbedarf sind sehr unterschiedlich. Dazu rollen Sie beispielsweise Ihre Wade aus und orientieren sich dabei an dem entstehenden Druckgefühl. Ist und bleibt es in der Rollbewegung sehr stark, ist ein leichterer Härtegrad unter Umständen zum Einstieg besser geeignet. Da sich das Gewebe an den Druck anpasst, ein regelmäßiges Training sei dabei vorausgesetzt, können Sie im Laufe der Zeit zur Intensitätssteigerung eine härtere Rolle ausprobieren.

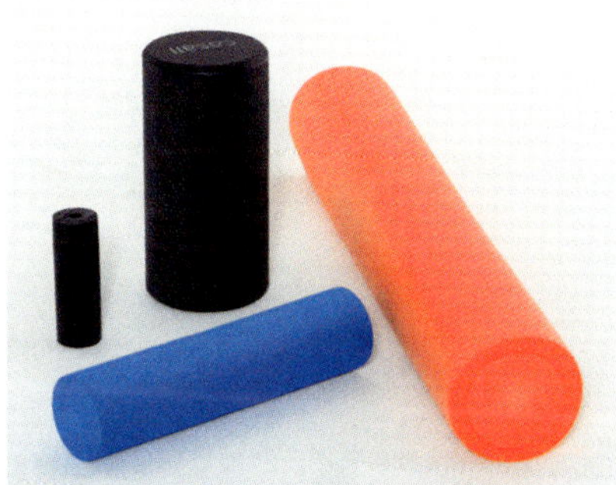

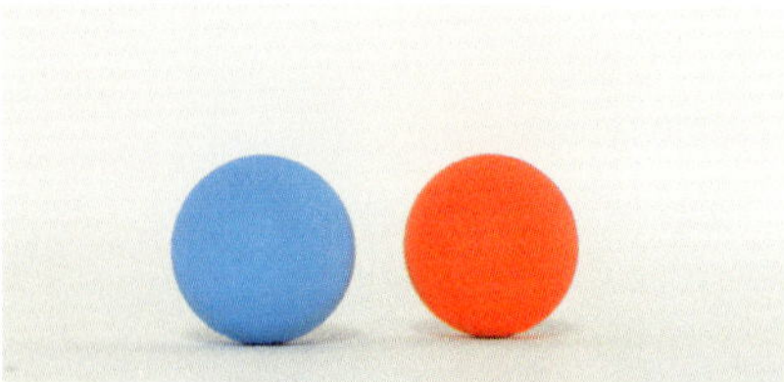

**Bälle**

Um an tieferliegende Schmerzpunkte oder Verhärtungen zu gelangen, sind Schaumstoff- oder so genannte „Triggerbälle“ sehr hilfreich. Es eignen sich aber, der Größe entsprechend, auch Tennis- oder härtere Gummibälle. Sie ermöglichen eine punktuelle Ansteuerung und gezieltere Behandlung. Außerdem passen die Bälle in jede Tasche und können daher auch in akuten Verspannungssituationen am Arbeitsplatz oder nach langen Autofahrten helfen.

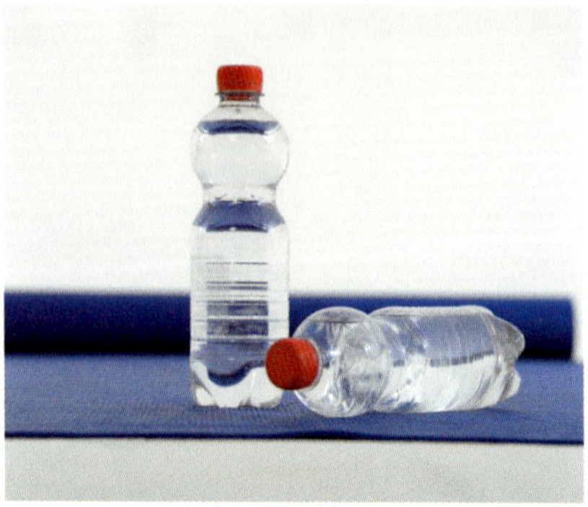

**Gewichte**

Der Einsatz von Gewichten, beispielsweise in Form von Gewichtsmanschetten, Hanteln (max. 1 Kilogramm) oder gefüllten Wasserflaschen (0,5 Liter), führt zu einer Verstärkung bei den Schwungbewegungen und damit zu einer verbesserten Elastizität der Faszien. Nebenbei trainieren Sie dabei auch Ihre Arm,- Schulter- und Rückenmuskulatur.

**Stuhl**

Zur Kontrolle des Gleichgewichts und für eine sichere und kontrollierte Bewegungsausführung der Schwünge ist ein stabiler Stuhl sehr gut geeignet.

Die Stuhllehne darf dabei nicht zu niedrig sein. Die Hände sollten bei gestrecktem Rücken ohne Schwierigkeiten auf der Stuhllehne abgelegt werden können.

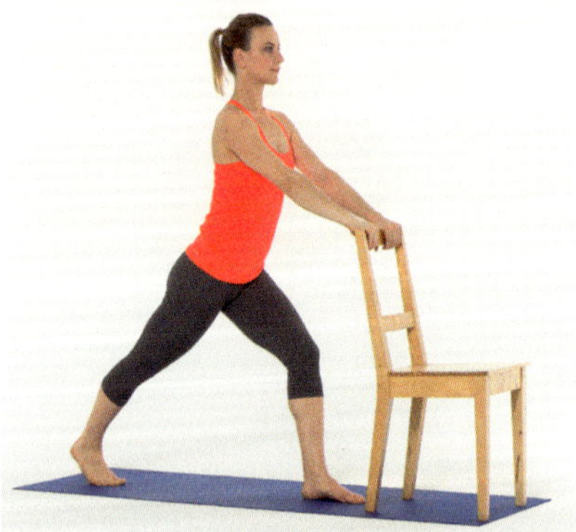

**Übungsvarianten**

So vielseitig wie die Funktionen der Faszien sind, so abwechslungsreich sollte auch deren Training sein. Um zu verhindern, dass sich manche Strukturen aufgrund von fehlenden Reizen abbauen, richtet sich die Gestaltung der Übung nach der Mechanik der Faszien. Achten Sie also bei der Übungswahl auf unterschiedliche Stimulationen. Idealerweise sollten in einem Kompletttraining aus jedem Übungsteil eine Variante vorhanden sein. Schwingen, springen, stretchen und rollen Sie also gleichermaßen. Einige Übungen sind so komplex, dass sie gleich mehrere Faszienbahnen erreichen. Dennoch sind alle Übungen leicht zu verstehen und durchzuführen.

## Grundsätze des Faszientrainings

- Jede Bewegung langsam und kontrolliert ausführen.
- Bewusst und konzentriert trainieren, damit verbessern Sie Ihr Körpergefühl und die Wahrnehmung.
- Auf die Bauchspannung achten! Besonders bei den Schwüngen, Drehungen und Streckungen den Bauchnabel immer nach innen zur Wirbelsäule ziehen, sodass auch eine Atmung noch unbedingt möglich ist. Das mag am Anfang schwierig sein, wird aber bei regelmäßiger Übung immer leichter.
- Vorsicht bei Entzündungen, frischen Narben, starkem Muskelkater oder Zerrungen. Wenn Sie unsicher sind, dann vorsichtshalber immer Rücksprache mit einem Arzt halten.
- Das Warm-up-Programm ist vor allem vor den federnden und schwingenden Bewegungen wichtig. Ansonsten können auch die Übungen mit der Rolle durchaus als Warm-up verwendet werden.
- Bei den Rollbewegungen im Tempo und der Druckstärke variieren. Wenn sich Schmerzpunkte zeigen, dann bewusst in alle Richtungen ausrollen.
- Beginnen Sie mit einem Training zweimal wöchentlich. Sie brauchen nicht viel Zeit für die Übungen, ein Durchgang pro Übung ist ausreichend, da die Faszien sehr stark und unmittelbar auf Bewegung reagieren.
- Einen Tag Pause in der Woche braucht die fasziale Struktur mindestens zur Regeneration und für den Umbauprozess.
- Die sanften Übungen aus dem Stretching-Programm eignen sich für jeden Tag.
- Haben Sie etwas Geduld, denn manche Strukturen erneuern sich erst innerhalb eines Jahres.
- Wenn Sie das Faszientraining als Trainingsergänzung nutzen, dann konzentrieren Sie sich auf die 4 großen Faszienlinien oder orientieren sich nach Ihrem Schwerpunkt bzw. Ihren Schwächen.

## Hinweise zu diesem Buch

Diese Einführung endet mit einem kleinen Selbsttest (S. 22/23), der Ihnen an einem einfachen Beispiel die Wirkung des Faszientrainings klar vor Augen führt. Daran schließt sich der umfangreiche Übungsteil an, beginnend auf S. 24.

Die Übungen sind in die folgenden Bereiche gegliedert:

- Warm-up
- Gezielte Übungen für die einzelnen faszialen Züge
- Schwünge, Sprünge und Federungen
- Selbstmassage mit Rolle und Ball
- Sanftes Stretching

**Warm-up**
Das Aufwärmen sollte ein fester Bestandteil jedes Trainings sein. Es steigert die Durchblutung, erhöht die Aktivität der Muskulatur und Gelenke und bereitet uns auch mental auf die kommenden Bewegungen vor. Wenn Sie die Übungen des Faszientrainings allerdings zur Ergänzung Ihrer Trainingseinheit nutzen, ist kein Aufwärmen nötig. Wenn vorab jedoch keine Bewegung stattgefunden hat, ist es empfehlenswert, mit den Übungen in unserem Warm-up-Teil zu beginnen, denn damit erhalten die Faszien schon wichtige Impulse.

**Übungen für die faszialen Züge**
Diese Übungen beanspruchen jeweils eine der vier großen, langen Faszienbahnen, die unseren Körper in Form halten und ihm Stabilität verleihen. Sie ermöglichen daher einen ersten Überblick, wenn es um die Übungsauswahl geht, und eignen sich sehr gut zum Einstieg.

**Schwünge, Sprünge und Federungen**
Die Übungen dieses Bereiches sprechen häufig mehrere Faszienzüge gleichzeitig an. Es handelt sich um schwungvolle Bewegungsabläufe, die vor allem die Elastizität des Bindegewebes trainieren und stärken. Auch Freizeit- und Profisportler profitieren von diesen Bewegungen. Bewegungsabläufe laufen geschmeidiger ab und die Kraftfähigkeit der Muskulatur steigt.

**Selbstmassage mit Rolle und Triggerball**
Die Selbstmassage mit Schaumstoffrolle und Bällen ist sicherlich der bekannteste Aspekt des Faszientrainings. Das „Ausrollen“

der verschiedenen Bereiche kann jederzeit durchgeführt werden und verspricht einen unmittelbaren, fühlbaren Effekt. Die Massage regt die Nährstoffversorgung des faszialen Gewebes an und beugt einem Verkleben der Faszien vor. Sie können das Ausrollen auch als Warm-up nutzen. Achten Sie in diesem Fall darauf, dass insbesondere jene Muskeln im Fokus stehen, die im Training verstärkt zum Einsatz kommen. Rollen Sie mit erhöhter Geschwindigkeit. Die Selbstmassage ist jedoch auch nach einem Training sinnvoll, dann kann sie das Dehnen ersetzen. Wählen Sie in diesem Fall ein langsames Tempo.

**Sanftes Stretching ohne Geräte**

Dehnübungen sind nicht nur Pflicht, wenn Sie aktiv Sport treiben, sondern sollten vor allem auch in Ihren Alltag Einzug finden. Die Übungen des Stretching-Teils decken alle wichtigen Körperregionen ab. So können Sie den Körper in einer muskulären und faszialen Balance halten. Jede Bewegung in der Dehnung sollte langsam und kontrolliert durchgeführt werden.

**Übungsaufbau**

Ausgangsposition und Ausführung jeder Übung sind exakt beschrieben und mit großen Fotos bebildert. Zu jeder Übung ist angegeben, welche Materialien nötig sind, wie lange die Übung ausführen ist bzw. wie viele Wiederholungen durchzuführen sind. Diese Angaben sind mit den folgenden Symbolen gekennzeichnet:

Anzahl der Wiederholungen

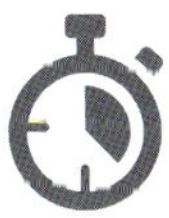
Dauer der Ausführung

**Trainingsprogramme**

Sie können sich aus allen Übungen ein individuelles Programm zusammenstellen. Wenn Sie eine Trainingsbegleitung wünschen, können Sie sich aber auch eines oder mehrere der Komplett-Programme aussuchen, die Sie am Anschluss an den Übungsteil finden (S. 110 ff.). Wir haben dort 5 Trainingsprogramme unterschiedlicher Ausrichtungen mit genau aufeinander abgestimmten Einzelübungen zusammengestellt. Diese Programme werden außerdem in Echtzeit auf der beiliegenden DVD gezeigt.

Die aufeinander abgestimmten Komplettprogramme

- Stabiler Rücken
- Füße im Fokus
- Übungen am Arbeitsplatz
- Top 11
- Aktive Entspannung

finden Sie auf den Seiten 110 bis 125 – und auf der beiliegenden DVD!

# Test: Wie beweglich bin ich?

Mit der dieser kurzen Testübung trainieren und prüfen Sie die Funktion und Beweglichkeit der langen Rückenlinie – und bekommen außerdem einen unmittelbaren Eindruck über den Nutzen und die Wirksamkeit des Faszientrainings.

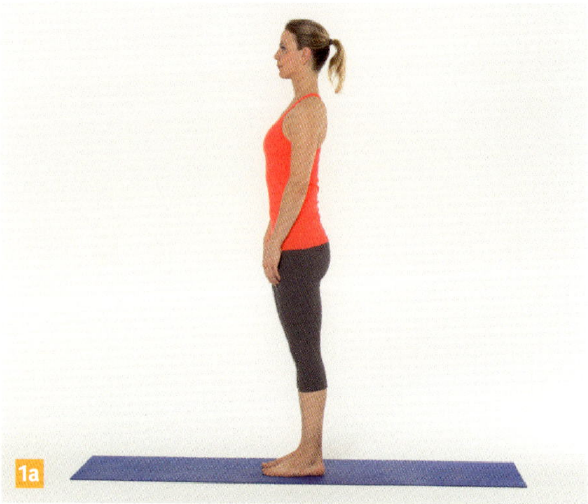

1a

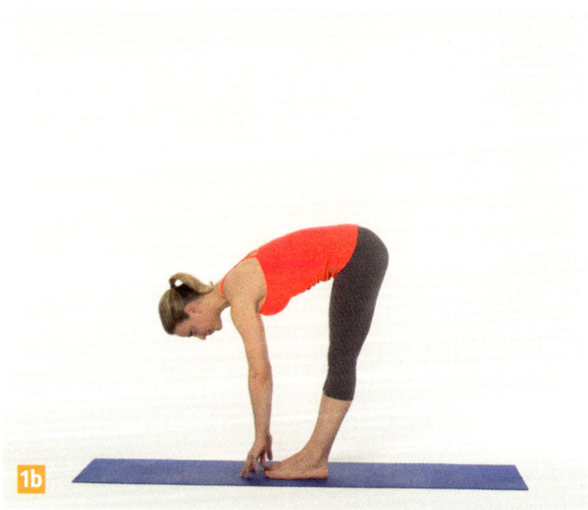

1b

**Dehnung I**

- Aus dem aufrechten Stand (Bild 1a) langsam mit dem Oberkörper nach vorn beugen und abrollen.
- Die Finger soweit Richtung Boden führen, bis Sie einen leichten Widerstand bzw. Dehneffekt in der Beinrückseite spüren Bild 1b).
- Jetzt nicht weiter nach unten federn, sondern die Fingerspitzen an die Beine oder auf den Boden legen und sich den Abstand merken.
- Versuchen Sie die Spannung der Dehnung in den Faszien wahrzunehmen.

### Massage mit dem Triggerball

- Nun rollen Sie Ihre Fußsohlen mithilfe eines Balles aus, ca. 1 bis 2 Minuten pro Fuß (Bild 2).
- Orientieren Sie sich dabei an der Übung S. 73

### Dehnung II

- Nun wiederholen Sie die Bewegung der Dehnung: Rollen Sie erneut Ihren Oberkörper langsam nach unten ab und führen Sie Ihre ausgestreckten Finger in Richtung Boden, bis sich ein natürlicher Widerstand in der Beinrückseite bemerkbar macht.
- Vergleichen Sie nun den Abstand mit dem bei der ersten Ausführung. Prüfen Sie auch das Gefühl der Dehnung. Sehen und spüren Sie den Unterschied?

In der Regel ist nach dem Ausrollen der Fußsohlen eine deutlich tiefere Position und eine leichtere Übungsausführung möglich. Der Test zeigt vor allem auch, welchen Einfluss die Plantarfaszie der Fußsohle auf unsere Beweglichkeit nimmt.

2

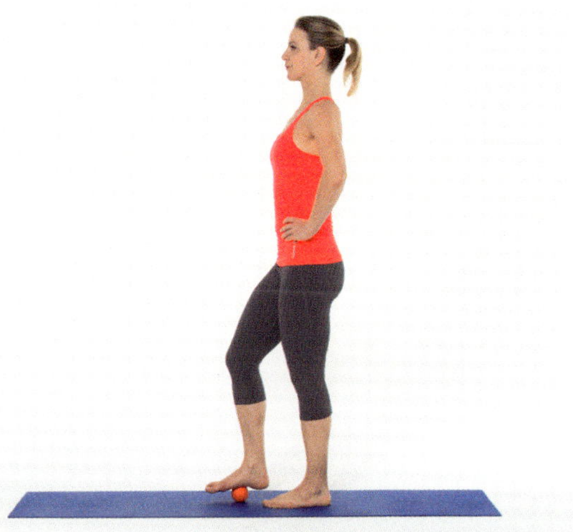

3

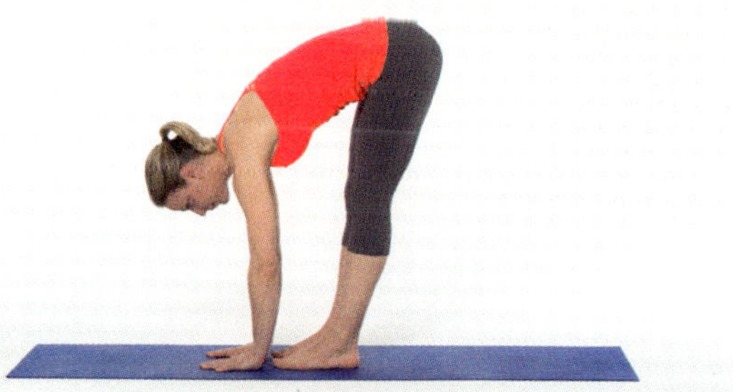

Vor dem Beginn jedes Trainings müssen Muskulatur und Gelenke unbedingt vorbereitet und aufgewärmt werden, um das Verletzungsrisiko zu senken. Auf den folgenden Seiten finden Sie dazu verschiedene Übungen für alle Muskelbereiche.

## Brustöffner

» Mit dieser Übung werden die langen Faszienlinien im Rumpfbereich und der Stoffwechsel der Bandscheibenflüssigkeit aktiviert sowie die Muskulatur in Arbeitsbereitschaft versetzt.

**10 bis 15**

**Muskelgruppe:** oberer Rücken, Brust- und vordere Rumpfmuskulatur

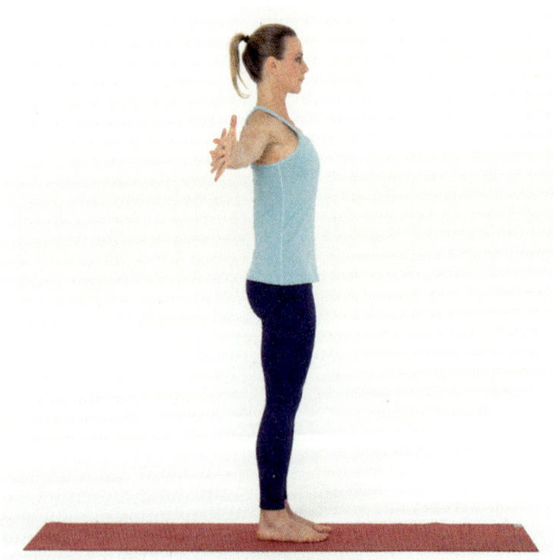

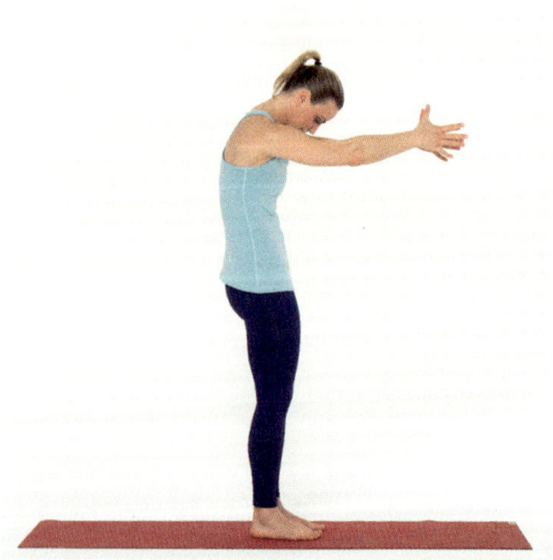

### Ausgangsposition

- Stabiler Stand.
- Die Arme sind zur Seite ausgestreckt.
- Die Finger sind gestreckt und gespreizt.

### Ausführung

- Tief einatmen, die Finger noch weiter weg vom Rumpf strecken und den Brustkorb heben.
- Beim Ausatmen die Arme gestreckt vor dem Körper auf Brusthöhe zusammenführen und den Blick zum Bauchnabel wenden.
- Den Bauchnabel tief nach innen zur Wirbelsäule ziehen und den Rücken runden.
- Dabei ziehen die Fingerspitzen nach vorn und die Brust nach hinten.

## Zehenspitzenstand

Diese Übung aktiviert die Muskel-Venen-Pumpe im Fuß, die gesamte Muskulatur hüftabwärts wird erwärmt und Durchblutung angeregt. Zudem wird die Plantarfaszie unter dem Fuß gedehnt.

**20 Sekunden**

**Muskelgruppe:** Fuß- und Beinmuskulatur

### Ausgangsposition

- Stabiler Stand.
- Die Beine sind ganz leicht geöffnet.
- Die Hände sind in die Hüfte gestützt.

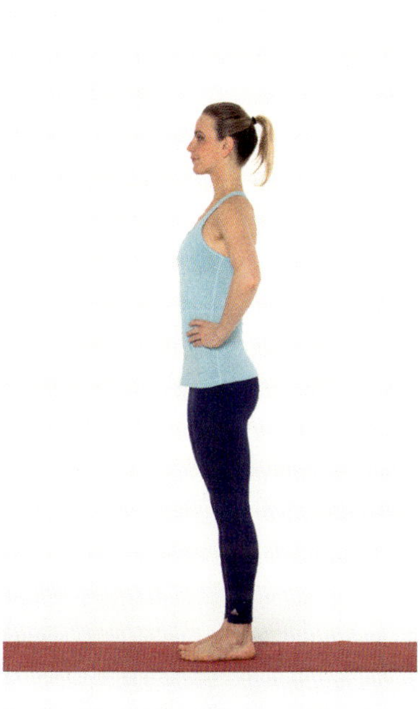

### Ausführung

- Die Fersen heben und langsam das Gewicht auf die Zehenspitzen verlagern.
- Dann die Fersen wieder zum Boden führen, das Gewicht nun auf die Fersen verlagern und die Fußspitzen anziehen.
- Den Ablauf wiederholen und mit dem Blick einen Fixpunkt suchen. So kann die Bewegung besser kontrolliert werden.

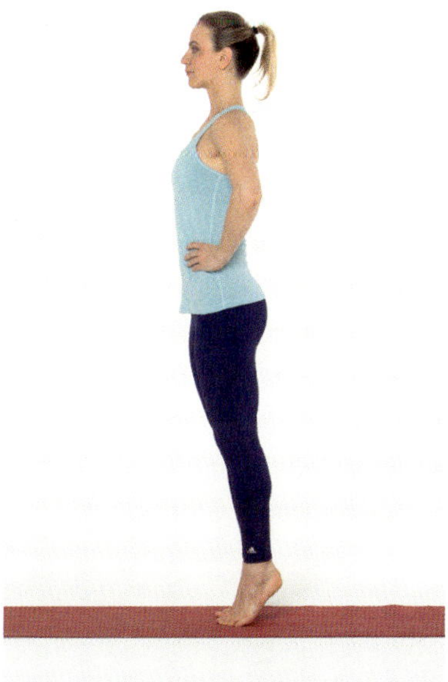

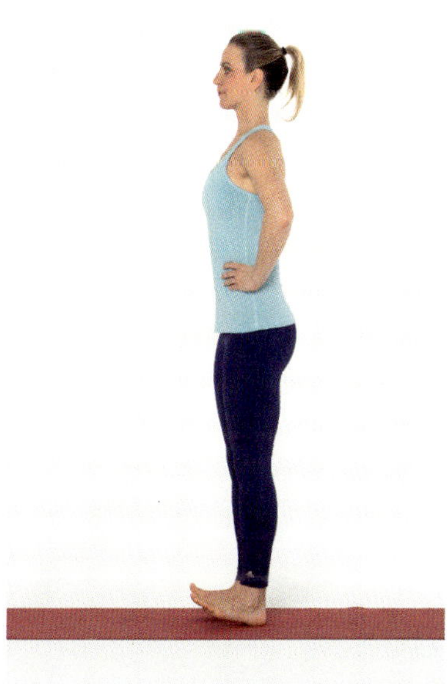

**TIPP:** Für eine bessere Kontrolle des Gleichgewichts können die Arme auch zur Seite ausgetreckt werden.

# Armschwung mit Beinfedern

Die Schwungbewegung dieser Übung stimuliert die Tätigkeit der Faszien, bringt die Muskulatur auf Vorspannung und regt die Produktion der Gelenkflüssigkeit in Knie- und Schultergelenk an.

**30 Sekunden pro Seite**

**Muskelgruppe:** gesamte Muskulatur
**Material:** 2 Trigger- oder Tennisbälle

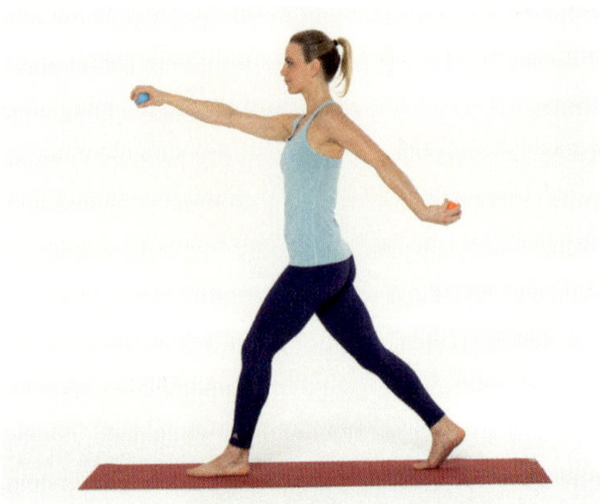

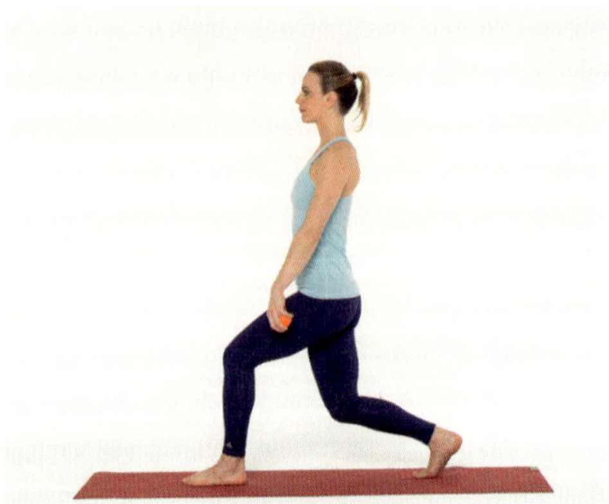

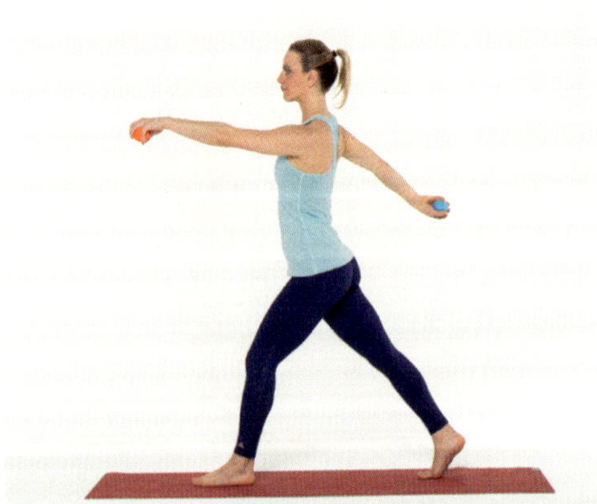

## Ausgangsposition

- Ausfallschritt.
- Beide Beine sind ganz leicht gebeugt.
- Die hintere Ferse ist vom Boden gelöst.
- Beide Füße zeigen nach vorn.
- In jeder Hand liegt ein Ball.
- Der rechte Arm ist nach vorn ausgestreckt, der linke Arm nach hinten.

## Ausführung

- Gleichzeitig den hinteren Arm nach vorn und den vorderen Arm nach hinten schwingen.
- Während des Schwingens die Beine beugen ...
- ... und wieder strecken, sobald die Arme die neue Position erreicht haben.
- Dann die Arme wieder zurückschwingen, dabei die Beine wieder beugen.
- Im Wechsel bleiben.
- Nach 30 Sekunden die Beine wechseln.

**TIPP:** Führen Sie die Bewegung so locker wie möglich durch und folgen Sie dabei Ihrem eigenen Rhythmus.

# Fließender Seitenwechsel

Bei dieser Übung wird eine dynamische Stretchbewegung ausgeführt, die besonders die Lateralfaszie belebt und die Muskulatur in den Beinen sanft auf das bevorstehende Training vorbereitet.

**10 im Wechsel**

**Muskelgruppe:** seitliche Bauchmuskeln, Beinmuskulatur

## Ausgangsposition

- Weiter Grätschstand.
- Die Fußspitzen sind nach außen gedreht.
- Die Hände sind in die Hüfte gestützt.

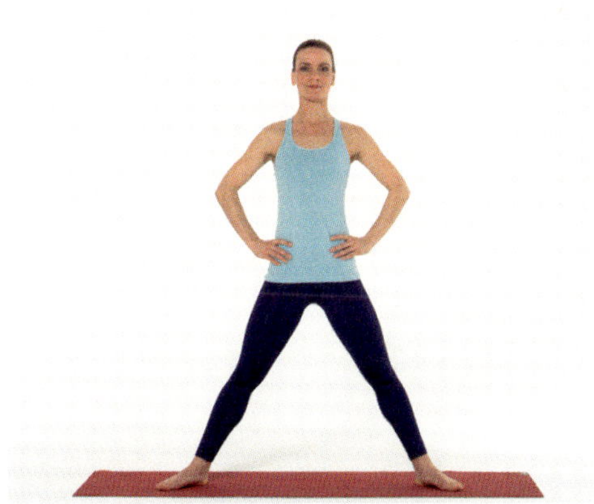

## Ausführung

- Das rechte Bein leicht beugen, den Oberkörper dabei zum Bein neigen.
- Die Brust zeigt weiter nach vorn.
- Es sollte eine angenehme Dehnung in der Taille spürbar werden.
- Den Oberkörper wieder langsam zu Mitte zurückbewegen ...
- ... und die gleiche Bewegung in die andere Richtung durchführen.
- Darauf achten, dass das Bein nur leicht gebeugt und nicht zu weit über den Fuß geschoben wird.

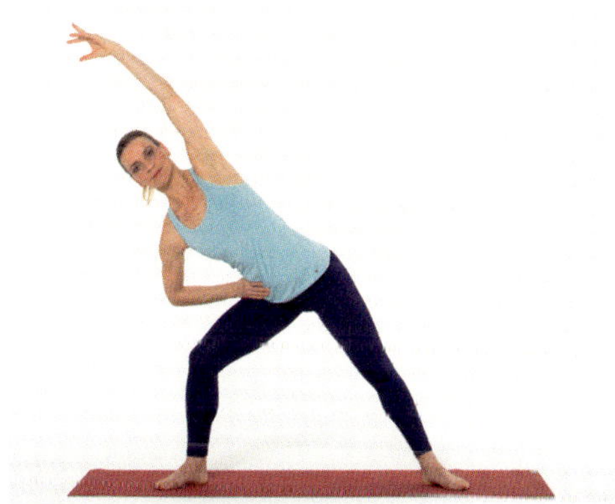

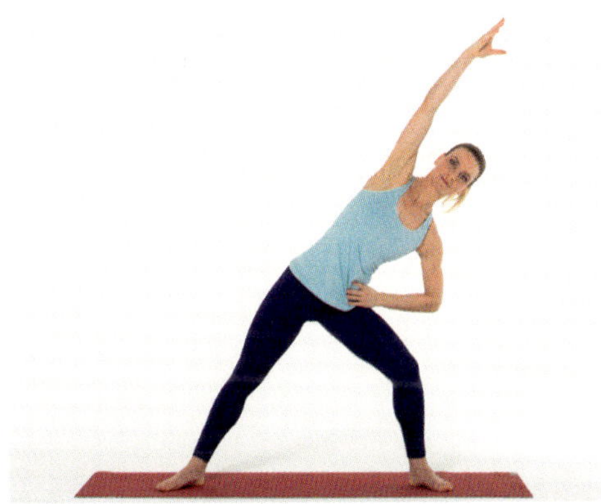

# Kopfkreisen

» Die Übung unterstützt sowohl die Beweglichkeit in der Nackenmuskulatur als auch die Festigkeit der empfindlichen Nackenfaszie. Die Bewegung sollte langsam und behutsam durchgeführt werden.

**10 pro Seite**

**Muskelgruppe:** Nackenmuskulatur

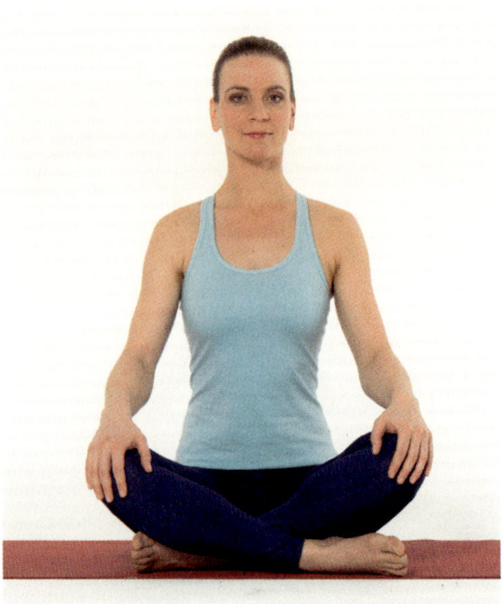

## Ausgangsposition

- Schneidersitz.
- Die Hände liegen locker auf den Knien.
- Der Blick ist nach vorn gerichtet.
- Der Rücken ist aufgerichtet.

## Ausführung

- Den Kopf nun langsam zur Seite neigen, das Ohr in Richtung Schulter führen.
- Dann das Kinn in einem Halbkreis über die Brust führen, bis das Ohr zur anderen Schulter zeigt.
- Vorsichtig weiterkreisen, ohne den Kopf in den Nacken zu legen.
- Stellen Sie sich vor, Sie würden mit der Nasenspitze kleine Kreise an einen Spiegel malen.
- Die Schultern und die Arme ganz locker hängen lassen.

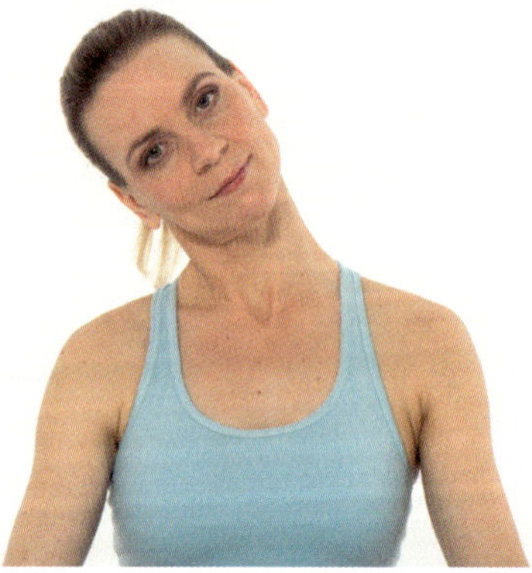

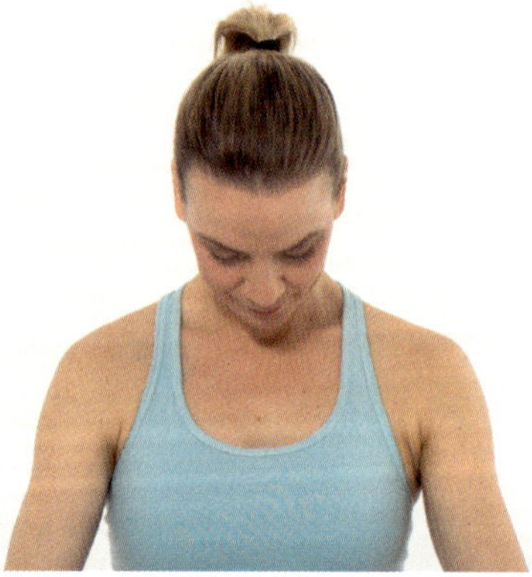

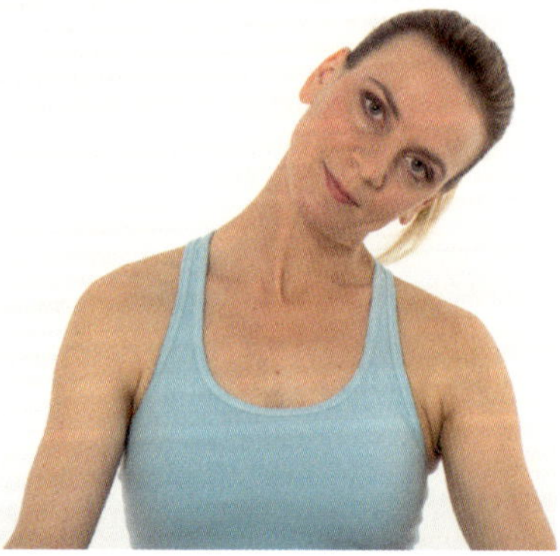

Die folgenden Übungen beanspruchen insbesondere die vier großen, langen Faszienbahnen, die unseren Körper in Form halten und ihm Stabilität verleihen: die Rücken-, die Frontal-, die Lateral- und die Spirallinie. Sie eignen sich sehr gut zum Einstieg oder als Trainingsergänzung.

## Langsitz

Diese Übung sorgt für mehr Beweglichkeit und Stärke der Rücken- und Nackenfaszie und ist daher sehr empfehlenswert bei Rücken- und Nackenverspannungen.

10

### Ausgangsposition

- Langsitz.
- Die Beine sind nach vorn ausgestreckt.

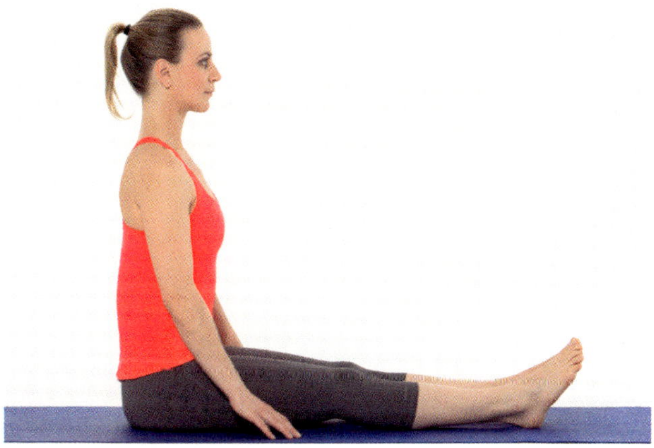

### Ausführung

- Die Hände soweit wie möglich zu den Füßen führen.
- Sobald der Dehnschmerz zu groß wird, der Dehnung wieder etwas nachgeben. Wenn die Füße nicht erreicht werden können, dann an die Fesseln oder Waden greifen.
- Die Fußspitzen nun anziehen und den Blick zum Bauchnabel wenden.
- Langsam den Kopf wieder etwas anheben und nach vorn über die Füße schauen.
- Dabei die Zehenspitzen wieder strecken.

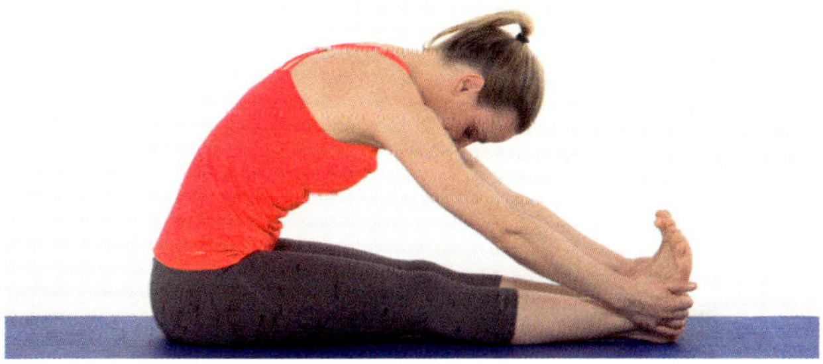

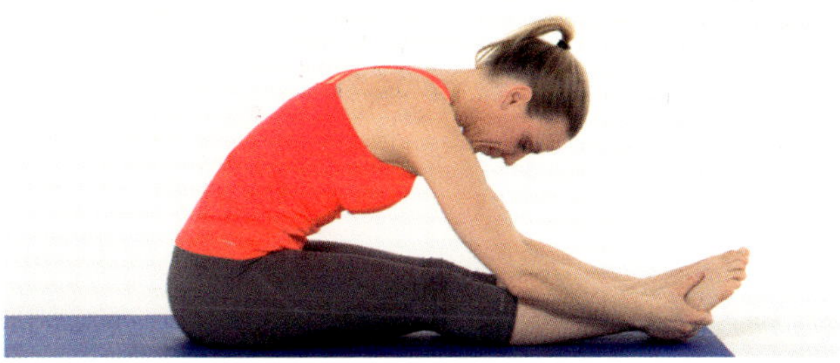

# Langsitz, Variation

» Diese Übung ist eine zusätzliche Variante zum Langsitz. Mit ihrer Hilfe wird die Rückenfaszie im Wechsel ausgerollt und gedehnt.

10

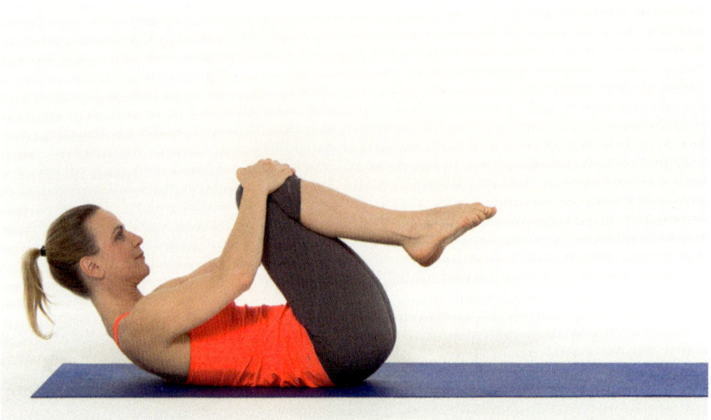

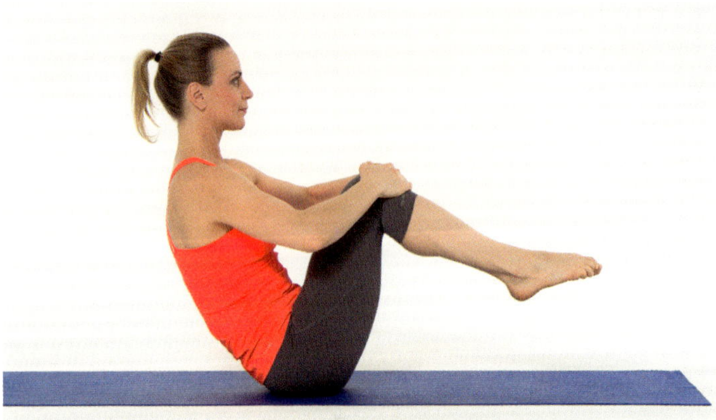

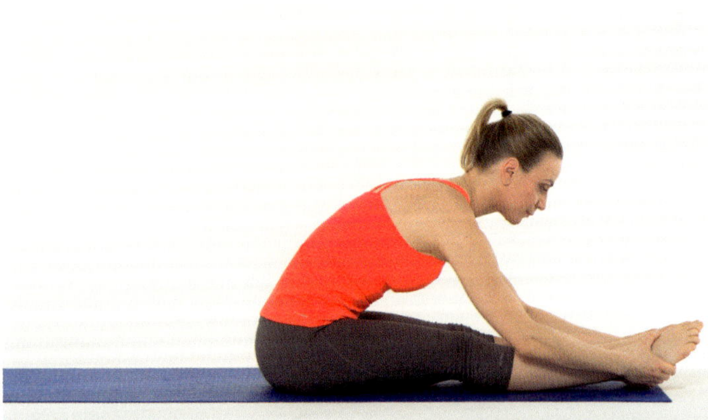

- Vom Langsitz ins Päckchen wechseln:
- Nach der Dehnung die Knie anziehen, diese mit den Händen umfassen und auf den Rücken rollen.
- Zwei- bis dreimal hin- und herrollen, anschließend wieder im Langsitz landen und die Hände zu den Füßen führen.
- Den Kopf dab ei immer leicht zur Brust halten und nicht bis zum Nacken rollen.

**TIPP:** Diese Übung sollten Sie auf einer gepolsterten Matte ausführen, da die Rollbewegung auf einem harten Untergrund unangenehm für die Rückenwirbel ist.

# Beckenkreisen

Mit dieser Übung wird die Muskulatur um die Wirbelsäule bewegt und zudem die häufig strapazierte Lumbal- und Nackenfaszie erreicht, die diese Art von Reiz regelmäßig benötigt, um nicht zu verkleben oder zu versteifen.

**30 Sekunden**

## Ausgangsposition

- Vierfüßlerstand.
- Die Hände sind in Höhe der Schultern aufgestützt.
- Das Kinn ist leicht zur Brust geneigt,
- der Kopf bildet die Verlängerung der Wirbelsäule.

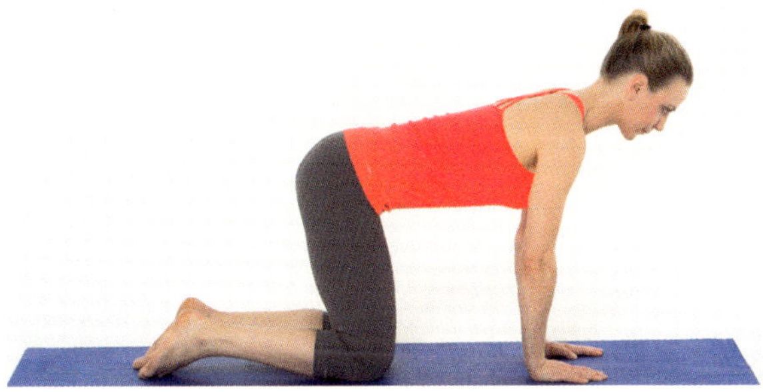

## Ausführung

- Langsam mit dem Becken kreisen,
- dabei den Rücken abwechselnd zu einem Katzenbuckel runden ...
- ... und wieder strecken.
- Den Kopf in der Bewegung vorsichtig mitführen, ohne zu viel nachzudenken.
- Die Richtung zwischendurch wechseln oder abwechselnd kleine und große Kreise mit dem Becken durchführen.

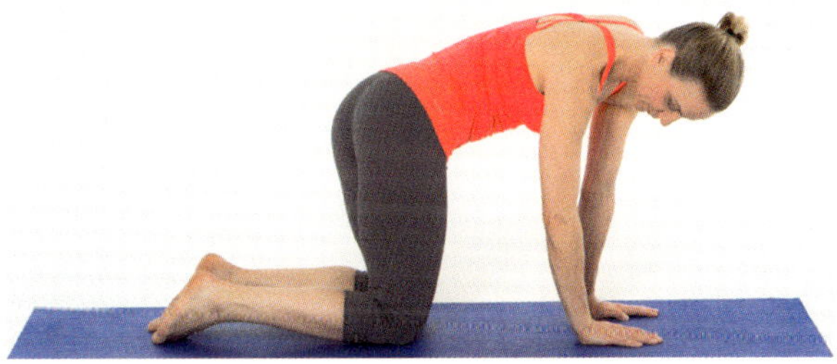

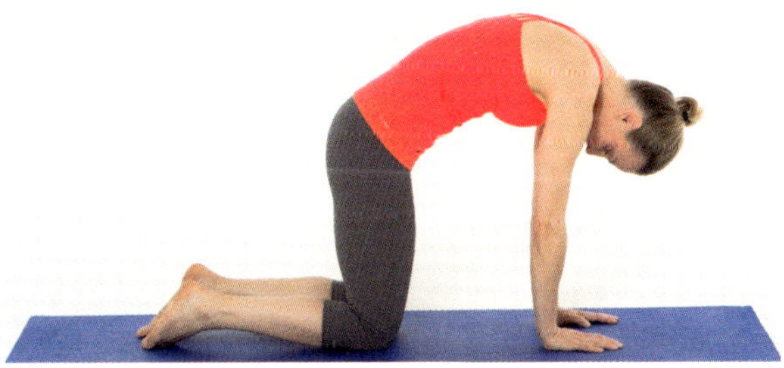

**TIPP:** Schließen Sie die Augen und konzentrieren Sie sich auf einen gleichmäßigen Rhythmus und ein ruhiges Tempo.

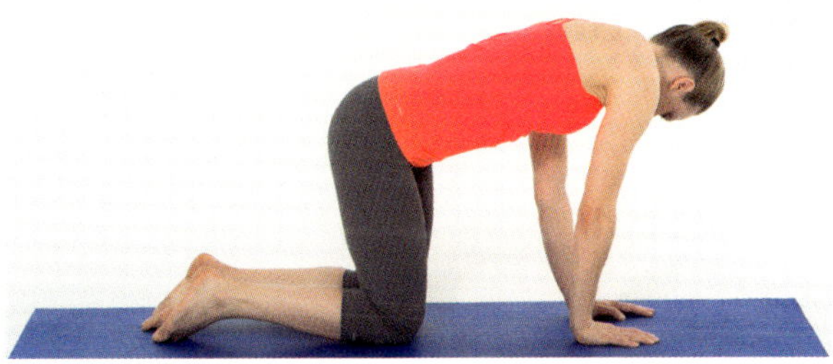

# Rumpfbeuge federleicht

» Diese Übung ist bei Rückenschmerzen im Lendenbereich empfehlenswert. Sie beschäftigt die gesamte Rückenfaszie und sorgt dadurch für eine verbesserte Gleitfähigkeit und Speicherkapazität der Lendenfaszie.

**30 Sekunden**

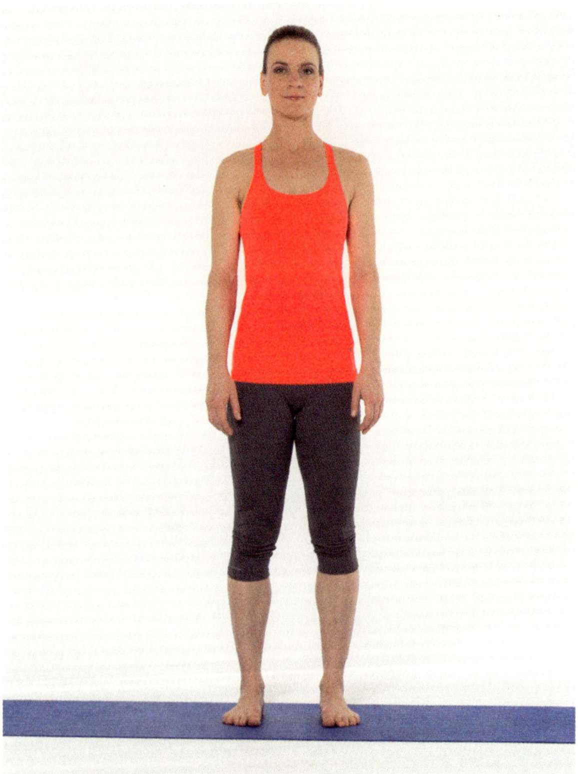

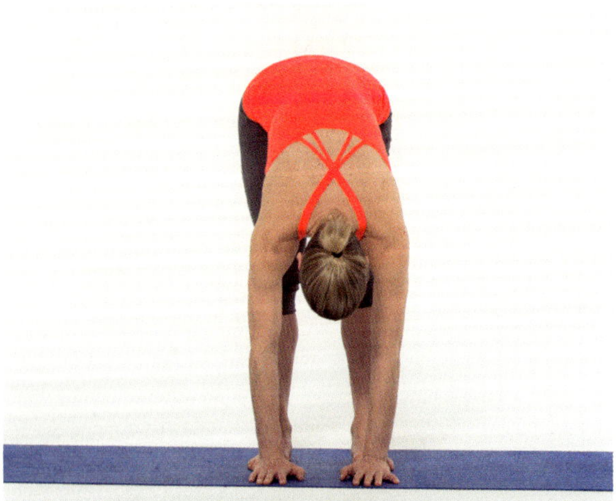

### Ausgangsposition

- Hüftbreiter Stand.
- Den Oberkörper nach vorn abrollen, die Beine dabei leicht beugen.
- Den Kopf, die Arme und die Schultern locker hängen lassen.

### Ausführung

- Die Beine soweit beugen, dass die Handflächen komplett am Boden vor den Füßen abgesetzt werden können.
- Nur so weit in die Knie gehen, dass die Dehnung noch spürbar ist.

- Mit den Händen nun um die Füße nach rechts ...
- ... und links wandern.
- Die Hände auch einmal zwischen die Füße oder soweit wie möglich nach vorn und hinten setzen.
- Dabei die Handflächen immer mit leichtem Druck in den Boden drücken.
- Den Kopf locker hängen lassen.

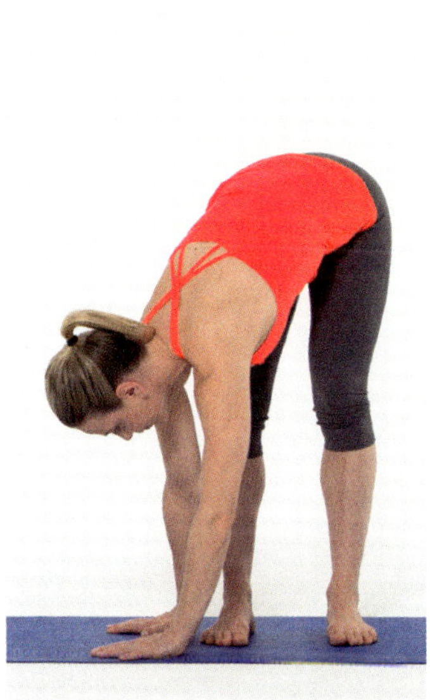
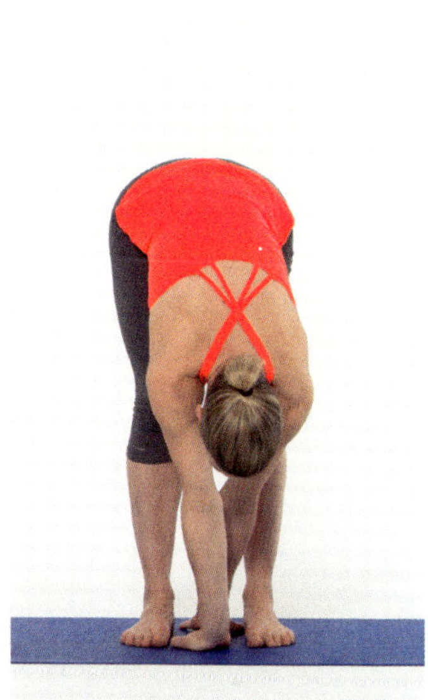
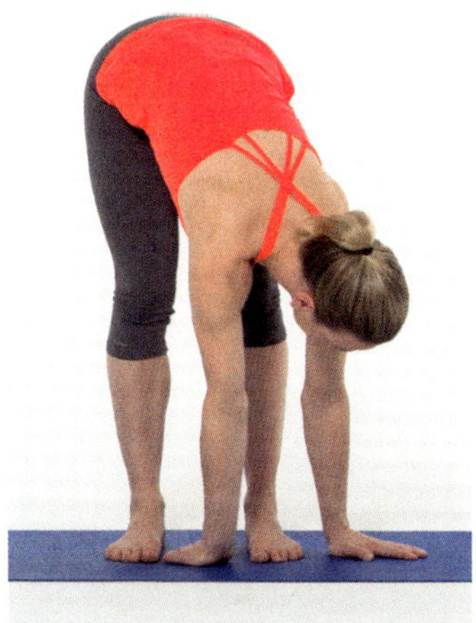
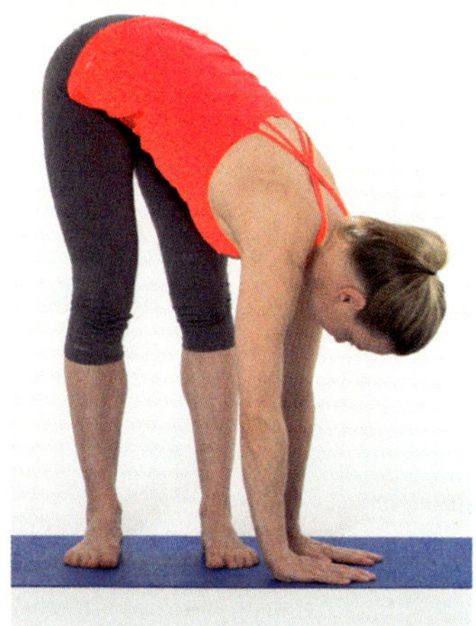

# Laufender Liegestütz

Mit dieser Übung wird die gesamte Rückenfaszie trainiert. Das sorgt nicht nur für mehr Beweglichkeit entlang der Rückenlinie, sondern stärkt auch die Muskulatur im gesamten Körper.

5

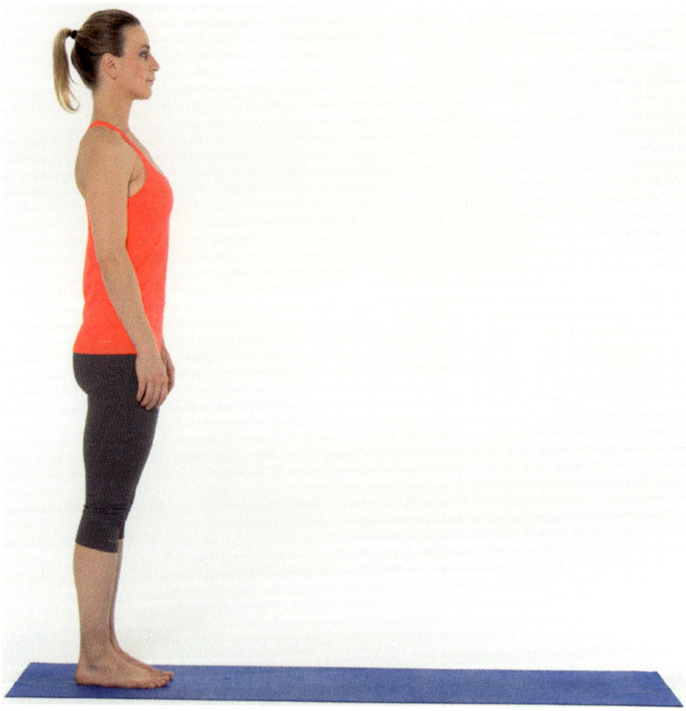

### Ausgangsposition

- Stabiler Stand.
- Die Füße sind leicht geöffnet.
- Die Arme hängen locker neben dem Körper.

### Ausführung

- Mit dem Oberkörper abrollen und die Hände vor den Füßen absetzen.

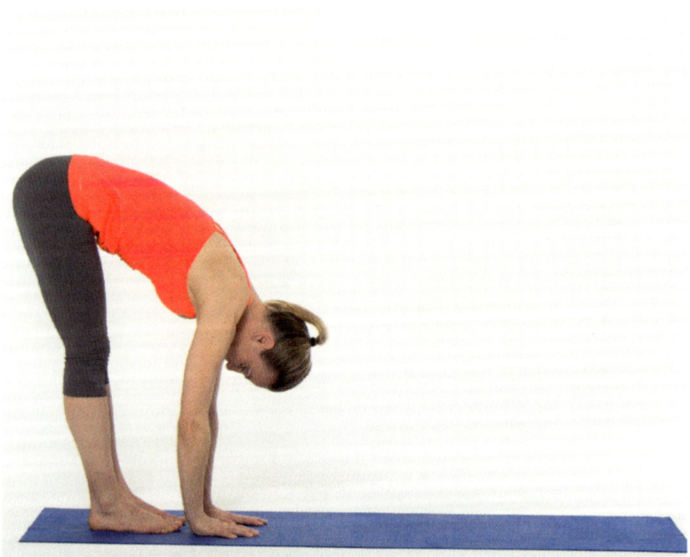

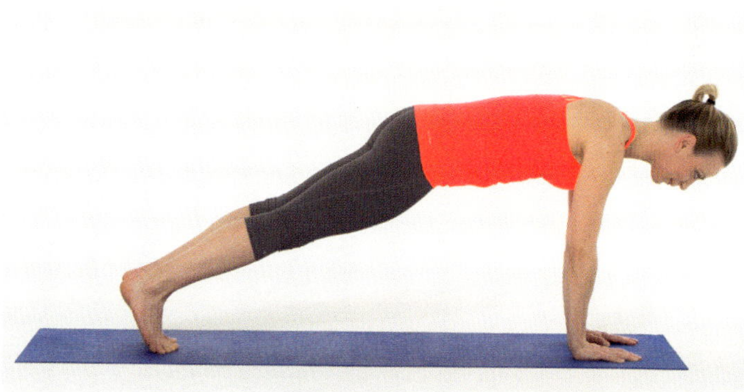

- Mit den Händen jetzt weiter in eine Liegestützposition wandern, bis die Schultern über den Händen stehen – dort kurz innehalten.
- Dann den Po nach oben zur Decke schieben – der Körper bildet jetzt ein umgekehrtes V – und den Kopf zwischen die Arme nehmen.
- Die Fersen langsam und abwechselnd Richtung Boden ziehen.
- Mit den Händen wieder zu den Füßen gehen, aufrollen und auf die Zehenspitzen heben.

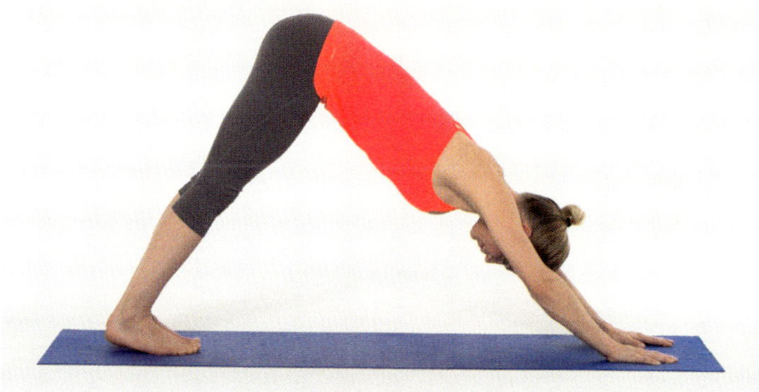

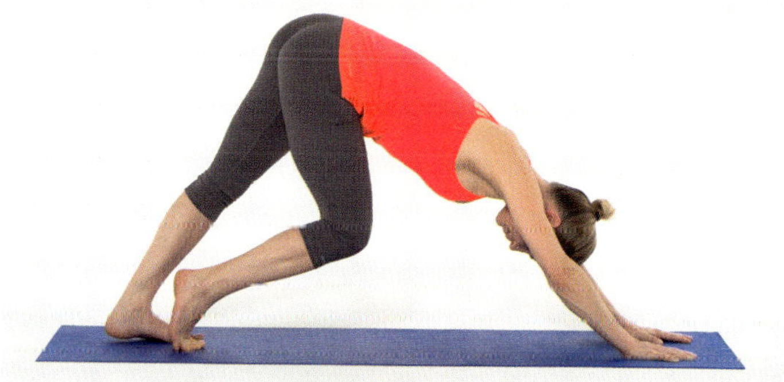

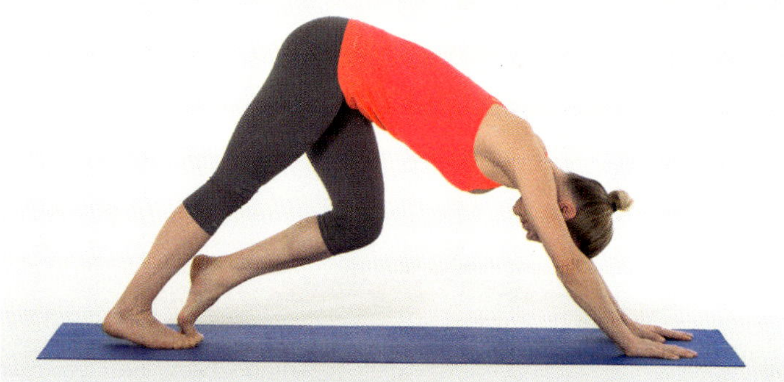

# Laufender Liegestütz: Erweiterung für Fortgeschrittene

» In der erweiterten Übung für Fortgeschrittene werden zusätzlich auch Teile der Frontal-, Lateral- und Spirallinien erreicht.

5

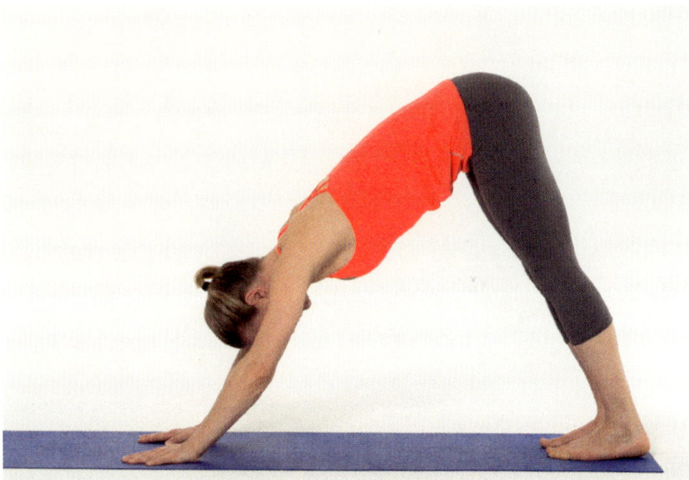

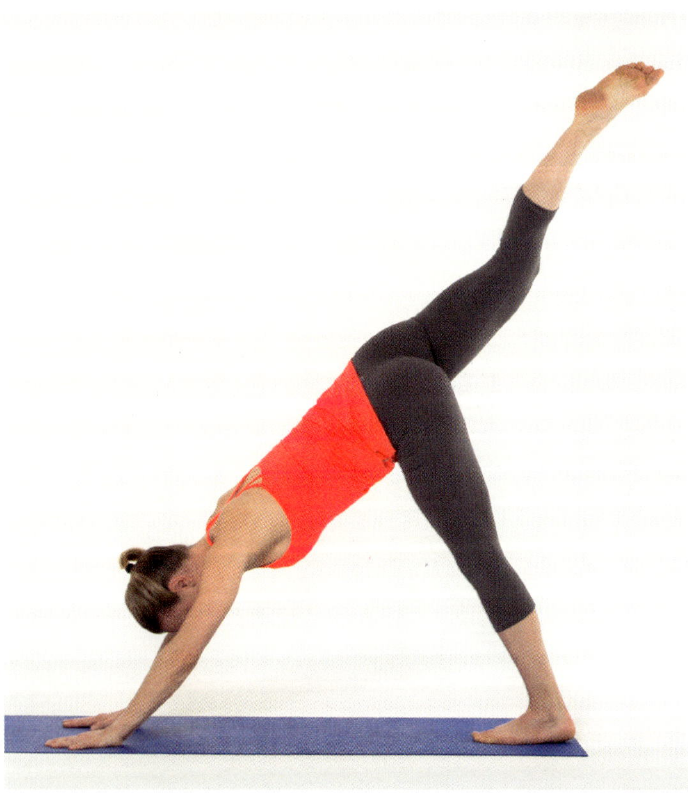

## Ausführung

- Die Übung zunächst wie zuvor ausführen.
- Aus dem umgekehrten V nun jedoch das rechte Bein gestreckt nach oben zur Decke schwingen.
- Dann mit Schwung wieder zurück bis nach vorn führen ...
- ... und neben die rechte Hand setzen.

- Dabei den Bauchnabel tief nach innen ziehen.
- Nun den linken Arm nach oben zur Decke strecken.
- Mit dem Blick der Hand folgen.
- Anschließend die Seiten wechseln.

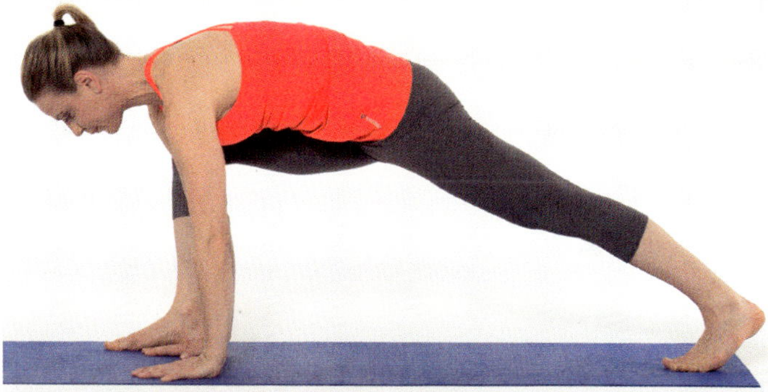

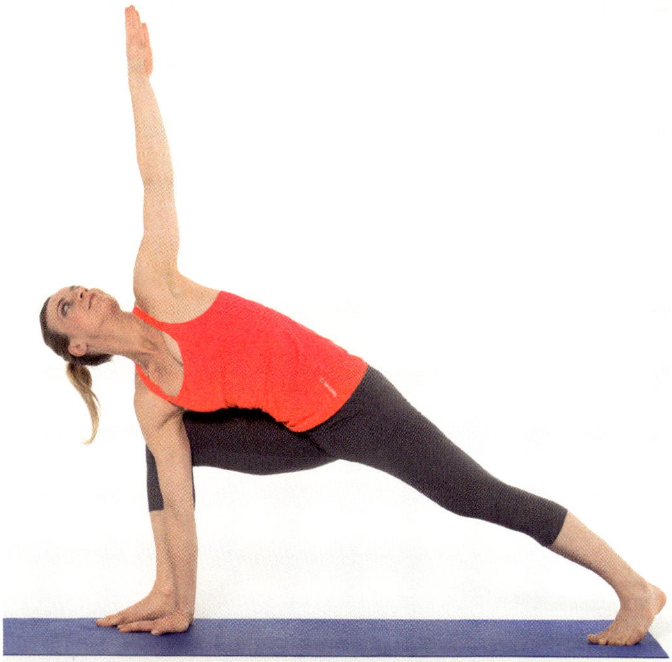

# Rumpfkreisen

» Diese Schwungübung aktiviert insbesondere die empfindliche Lumbalfaszie im unteren Rücken, und zusätzlich auch die Frontalfaszie. Die Rolle dient als Schwungverstärkung.

**40 Sekunden**

**Material:** Rolle

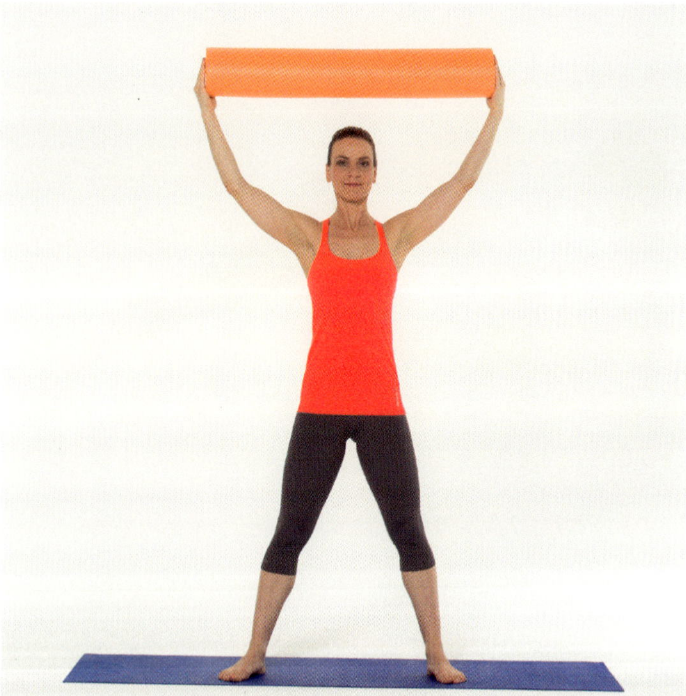

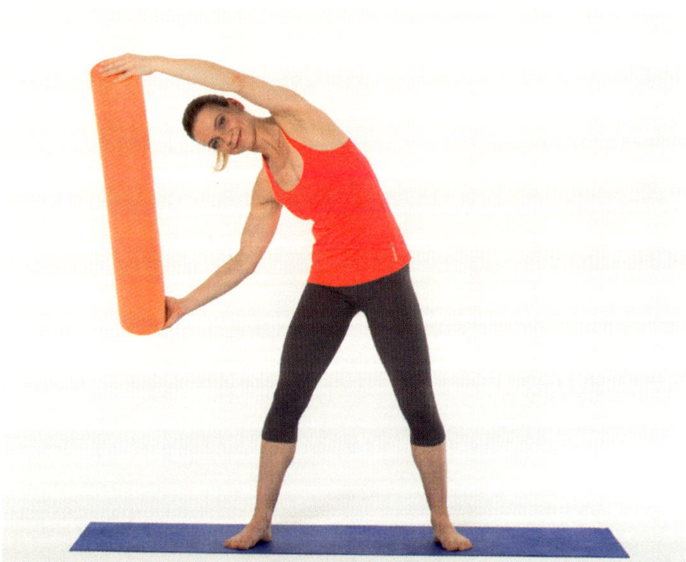

## Ausgangsposition

- Grätschstand.
- Die Beine sind weit geöffnet, die Fußspitzen sind leicht nach außen gedreht.
- Die Rolle liegt längs in beiden Händen,
- die Arme sind nach oben gestreckt.
- Der Rücken ist gerade, die Schultern sind tief.

## Ausführung

- Den Oberkörper gestreckt nach rechts neigen und weiter nach vorn absenken, bis die Rolle über dem Boden schwebt, dabei die Beine beugen.

- Weiter nach links kreisen, bis der Oberkörper wieder in der Ausgangsposition ankommt.
- In der Aufwärtsbewegung auch die Beine wieder strecken.
- Die Arme dabei möglichst lang lassen und nicht ruckartig bewegen, sondern eine Schwungbewegung ausführen.
- Anschließend den Oberkörper nach links neigen und die gleiche Bewegung in die andere Richtung ausführen.
- Immer im Wechsel.

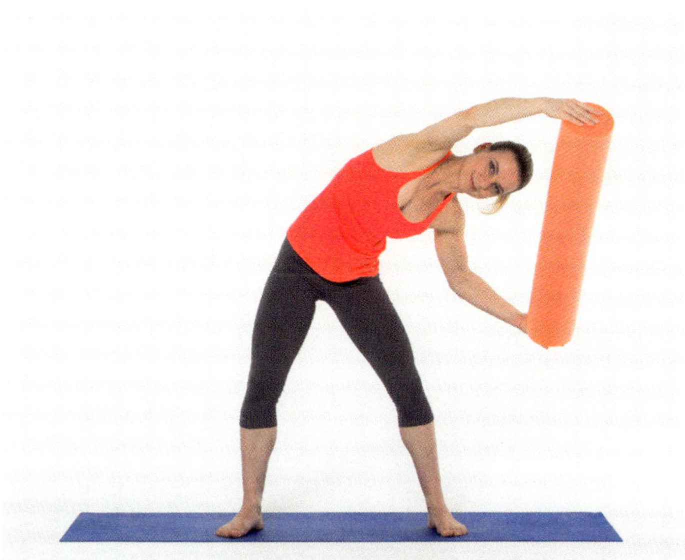

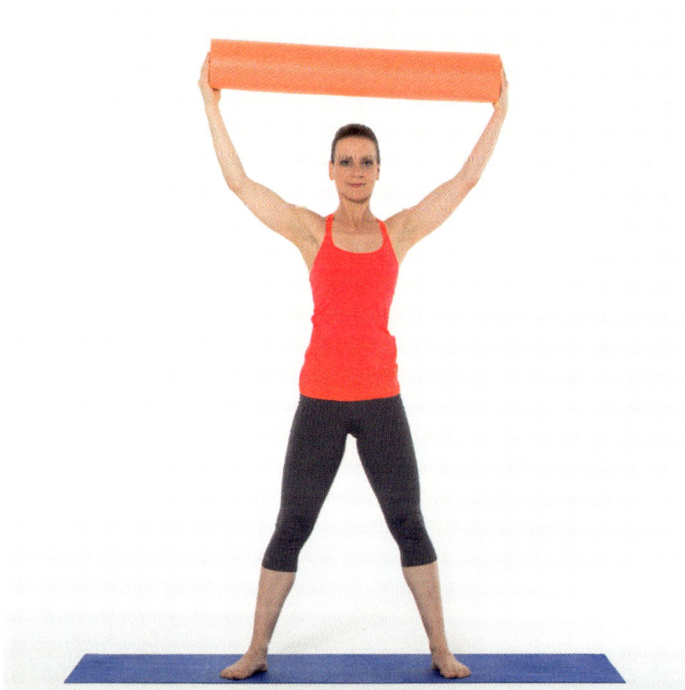

**TIPP:** Unbedingt darauf achten, dass die Bauchspannung aktiviert ist und die Bewegung so kontrolliert wie möglich ausgeführt wird.

# Kniestand

» Diese Übung dehnt den Hüftbeuger, der durch langes Sitzen oft verkürzt ist, sowie die Faszien der Frontallinie in der Hüfte und im vorderen Rumpfbereich.

**8 pro Seite**

**Material:** Rolle

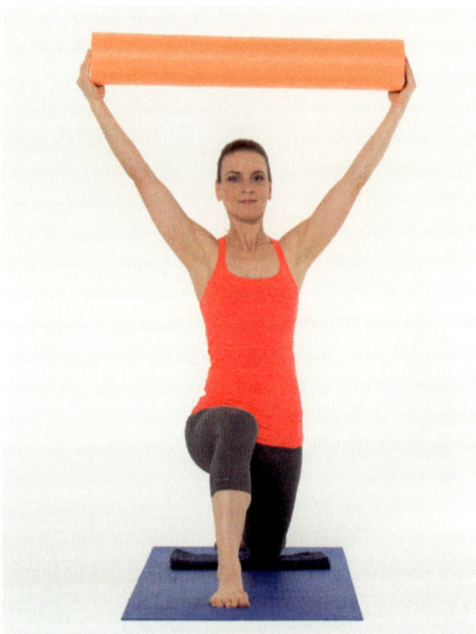

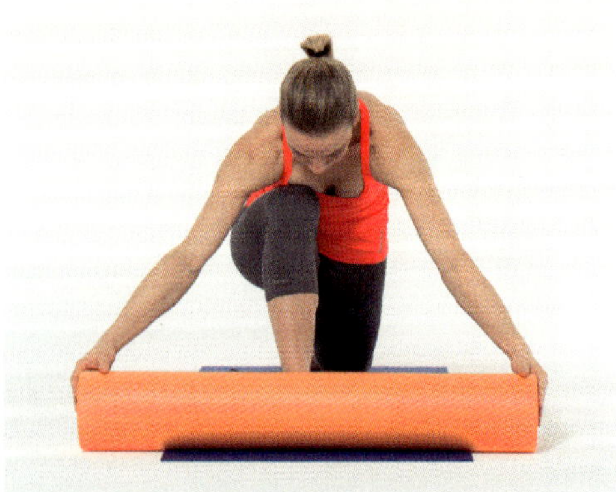

## Ausgangsposition

- Kniestand.
- Der rechte Fuß steht vorn.
- Das linke Knie ist weit hinter der Hüfte abgesetzt.
- Die Rolle wird mit beiden Händen gehalten.
- Die Arme sind nach vorn ausgestreckt.
- Der Rücken ist gerade, der Blick nach vorn gerichtet.

## Ausführung

- Die Arme gestreckt zunächst nach oben …
- … und dann wieder nach vorn führen. Gleichzeitig den Oberkörper absenken, bis der Bauch auf dem Oberschenkel liegt.
- Die Rolle kann kurz den Boden berühren.
- Der Bauchnabel bleibt nach innen gerichtet.
- Anschließend die Beine wechseln und den Ablauf wiederholen.

**TIPP:** Bei Knieproblemen oder auf hartem Boden ein zusammengelegtes Handtuch unter das Knie legen.

# Unterarmstütz

Diese Übung aktiviert die Strukturen der Frontalfaszie im Bereich der Becken-, Hüft- und Bauchmuskulatur, die dort unsere Organe zusammenhält und daher Stabilität und Festigkeit braucht.

10

## Ausgangsposition

- Unterarmstütz.
- Die Ellbogen sind unter den Schultern.
- Die Unterarme liegen flach auf dem Boden.
- Die Knie sind unter der Hüfte.
- Die Füße liegen mit dem Fußrücken auf dem Boden.

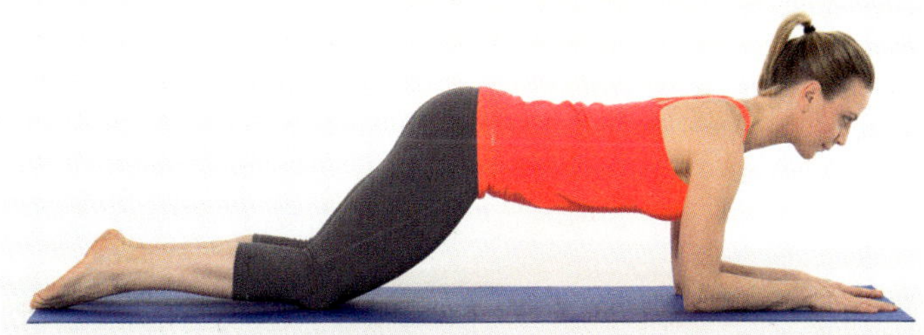

## Ausführung

- Mit dem Becken in Richtung Boden abrollen und gleichzeitig die Brust ein wenig heben.
- Damit sollte schon eine leichte Dehnung im Bauchbereich spürbar sein.
- Nun den Blick etwas nach vorn oben heben,
- den Kopf aber nicht in den Nacken legen.
- Den Oberkörper langsam ablegen und anschließend erneut anheben.

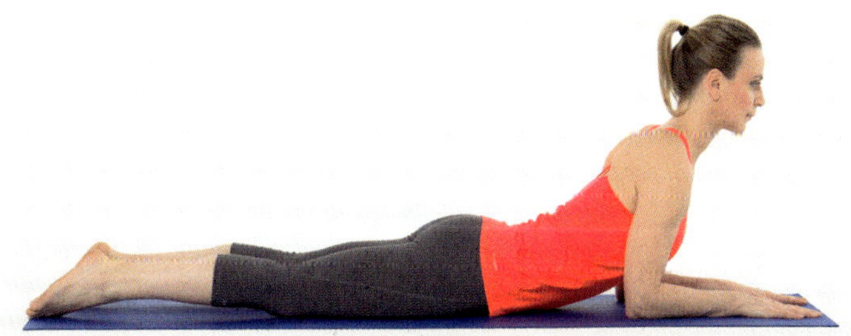

# Fersensitz

» Diese Übung mobilisiert die Wirbelsäule. Die vordere Körperseite wird von Brust bis Knie angenehm gedehnt; dabei werden gezielt die Faszienbahnen in Hüft- und Bauchbereich gestärkt.

**10, im Wechsel**

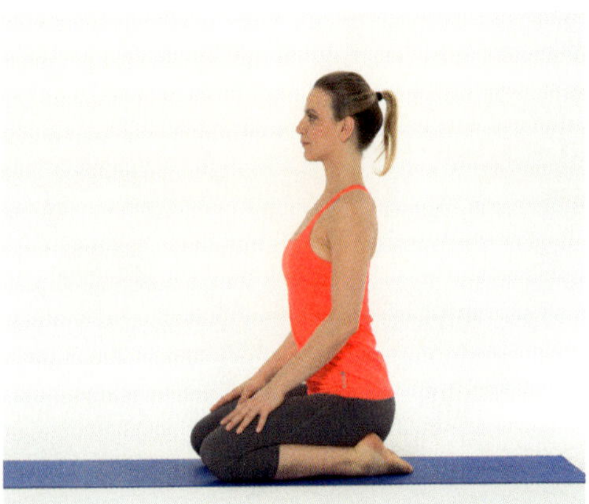

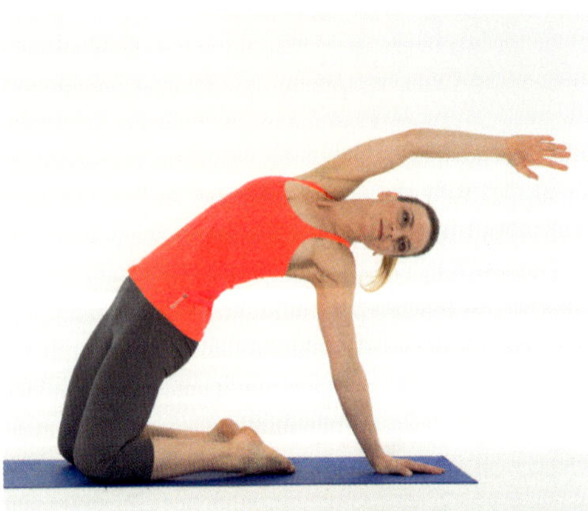

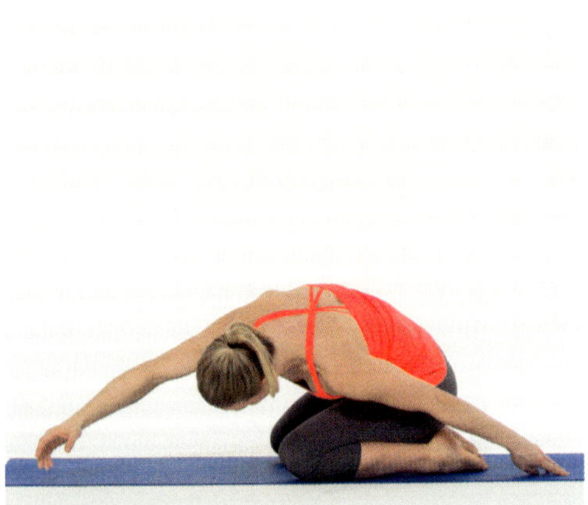

## Ausgangsposition

- Fersensitz.
- Die Beine sind etwas geöffnet, die Füße liegen mit den Fußrücken auf dem Boden.
- Der Po liegt auf den Fersen.
- Wenn die Position mit dem Fußrücken auf dem Boden zu unangenehm ist, stellen Sie die Fußspitzen auf.

## Ausführung

- Die linke Hand hinter den Füßen aufsetzen, dabei den Oberkörper etwas zurücklehnen und den rechten Arm über den Kopf nach hinten oben strecken.
- Dabei den Po von den Füßen heben und das Becken sanft nach vorn schieben, sodass eine Dehnung in der Hüft- und Bauchmuskulatur spürbar ist.
- Den Bauchnabel nach tief innen ziehen.
- Den Po wieder absetzen, gleichzeitig den rechten Arm in einem Halbkreis nach vorn über den Boden führen und die rechte Hand hinter dem Körper aufsetzen.
- Dabei den linken Arm nach oben strecken und das Becken wieder nach vorn schieben.
- Die Bewegung langsam und fließend ausführen.

# Ausfallschritt mit Fitnessband

Diese Übung hält den gesamten Körper in Bewegung und bearbeitet dabei besonders die Frontalfaszie im Brust-, Bauch- und Hüftbereich.

**8 pro Seite**

**Material:** Fitnessband

## Ausgangsposition

- Ausfallschritt.
- Die hintere Ferse steht fest auf dem Boden, das Fitnessband liegt darunter.
- Das vordere Bein ist gebeugt, das Knie steht gerade über dem Knöchel.
- Der Oberkörper ist gerade, die Schultern sind über dem Becken.
- Die Bandenden liegen in beiden Händen, die Arme sind über den Kopf gestreckt.
- Das Band liegt am Hinterkopf.

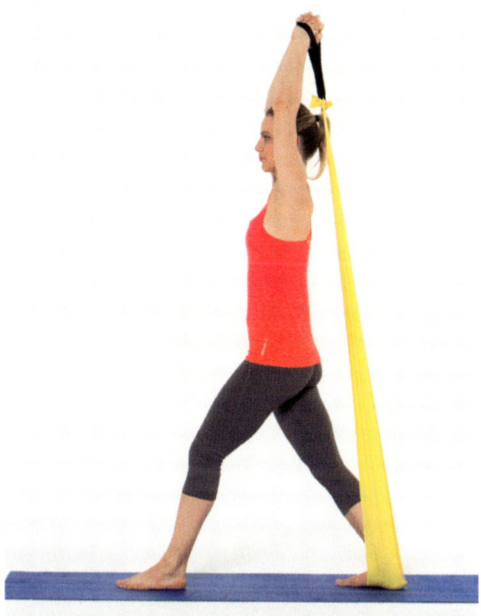

## Ausführung

- Den Oberkörper leicht runden, sodass der Rücken das Band berührt, den Bauchnabel dabei einziehen und dort halten.
- Die Arme bleiben gestreckt über dem Kopf, sie ziehen nicht aktiv mit.
- Nun langsam die Richtung wechseln und den Rücken wieder strecken, die Brust dabei heben, bis die Dehnung im vorderen Rumpf spürbar wird.
- Anschließend die Beine wechseln.

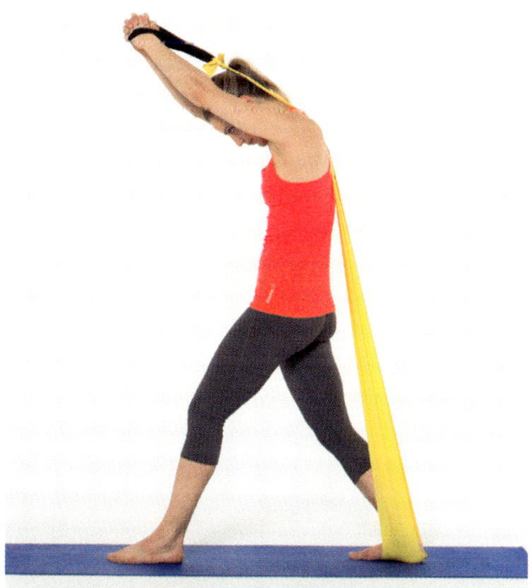

# Einbeinstand

» Mit dieser Allround-Übung können die frontale Faszie sowie die Lumbal- und die Nackenfaszie im Rücken stimuliert werden. Gleichzeitig wird die stabilisierende Muskulatur im gesamten Rumpf gekräftigt.

**10 pro Seite**

**Material:** Stuhl

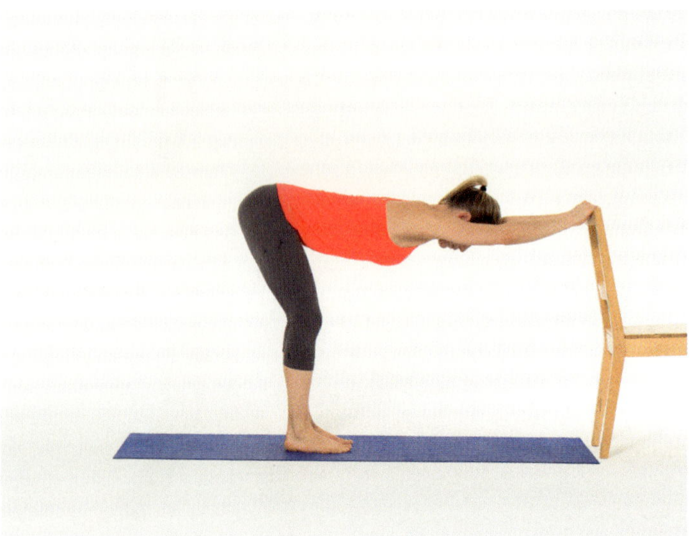

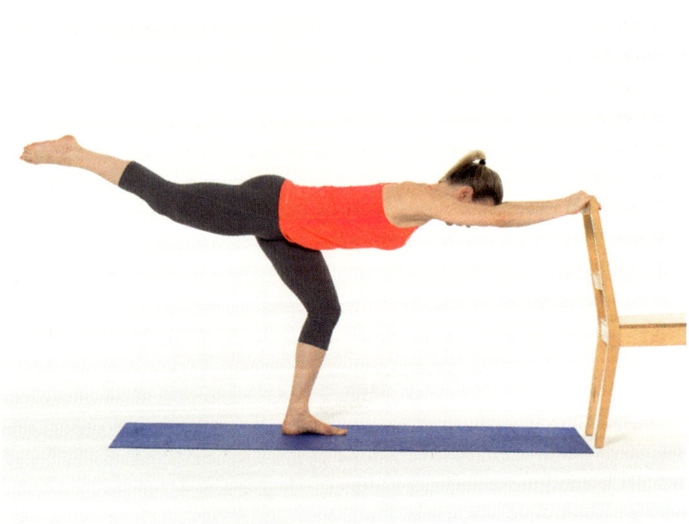

## Ausgangsposition

- Aufrechter Stand vor einem Stuhl.
- Die Arme sind nach vorn ausgestreckt, die Hände liegen auf der Stuhllehne.
- Mit den Füßen etwas zurückgehen, den Oberkörper nach vorn neigen, sodass der Kopf zwischen den Armen liegt und der Rücken ganz lang ist.
- Den Kopf aber nicht hängen lassen, sondern das Kinn faustbreit zur Brust halten.

## Ausführung

- Das rechte Bein anheben und gestreckt nach hinten oben führen, bis eine Dehnung im Hüftbeuger spürbar ist.
- Das Standbein ist fast gestreckt.

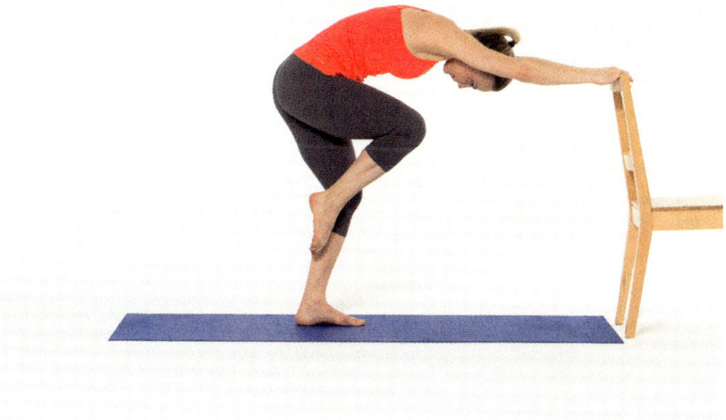

- Nun das Bein anwinkeln und das Knie zur Brust führen und dabei den Oberkörper runden.
- Gleichzeitig das Standbein beugen und den Kopf in Richtung Knie ziehen.
- Dann das Bein zurückführen, wieder in die Standwaage.
- Nicht absetzen, sondern in einer fließenden Bewegung.
- Immer im Wechsel.
- Den Richtungswechsel kontrolliert, aber mit etwas Schwung ausführen.
- Anschließend die Beine wechseln.

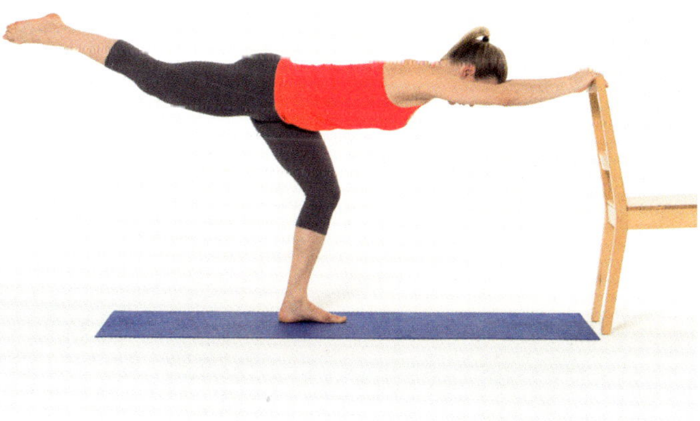

**TIPP:** Das Bein nicht zu hoch heben, das Knie sollte nur etwas höher als der Po sein. Keine schnellen Bewegungen ausführen. Den Bauchnabel fest nach innen ziehen.

# Bogen

» Die Lateralfaszie stabilisiert maßgebend beide Körperseiten. Ihre Bahnen werden durch diese Übung gefestigt und gleichzeitig in ihrer Dehnfähigkeit verbessert.

5 pro Seite

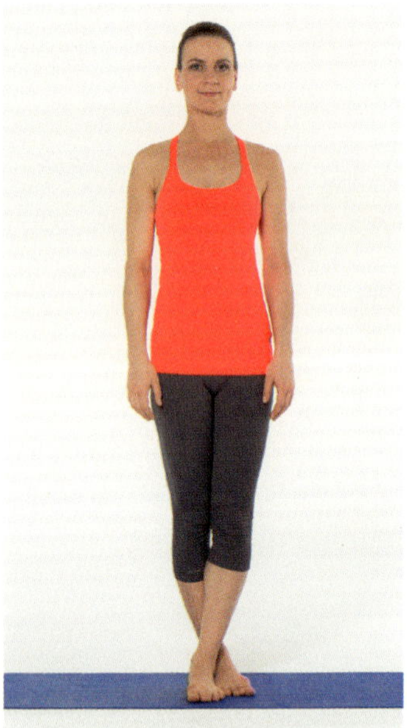

### Ausgangsposition

- Kreuzstand: Das rechte Bein ist hinter dem linken gekreuzt, der rechte Fuß steht links neben dem linken. Die Fußspitzen zeigen nach vorn.
- Der Rücken ist gerade.

### Ausführung

- Den linken Arm rechts um den Brustkorb legen, die Finger liegen auf den Rippen.
- Den rechten Arm seitlich über den Kopf strecken und den Oberkörper leicht zur Seite neigen.
- Den Kopf stabil halten und nicht zu weit zur Seite legen.
- Anschließend die Seiten wechseln.

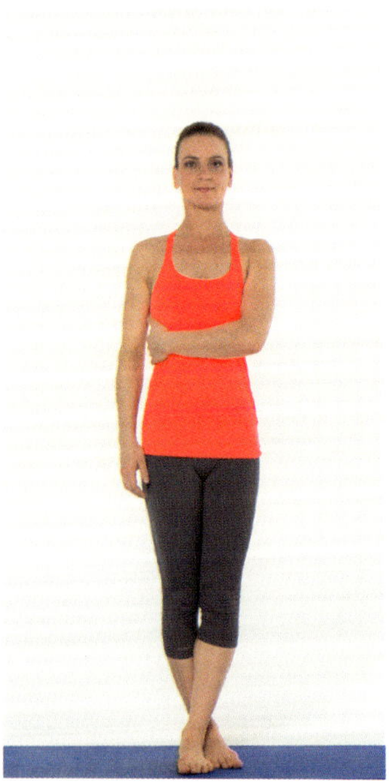

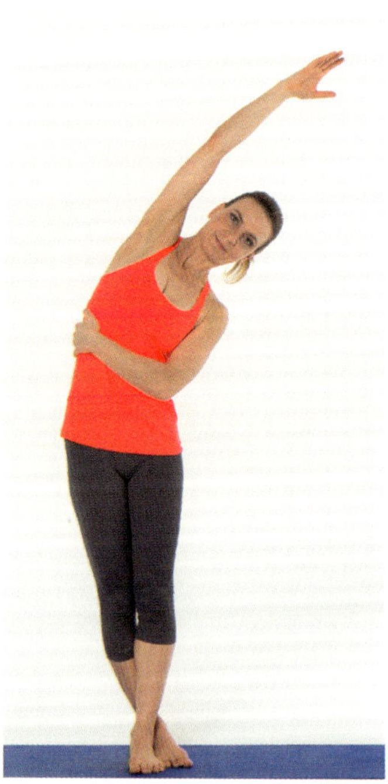

# Dynamischer Hürdensitz

Diese Kombinationsübung aktiviert die Laterallinie und gleichzeitig die große oberflächliche Rückenlinie. Eine regelmäßige Ausübung sorgt für mehr Flexibilität im Rücken-, Hüft- und Schulterbereich.

**8 pro Seite**

## Ausgangsposition

- Hürdensitz:
- Das rechte Bein ist zur Seite ausgestreckt, das linke Bein ist angewinkelt.
- Der linke Fuß liegt an der Innenseite des rechten Oberschenkels.

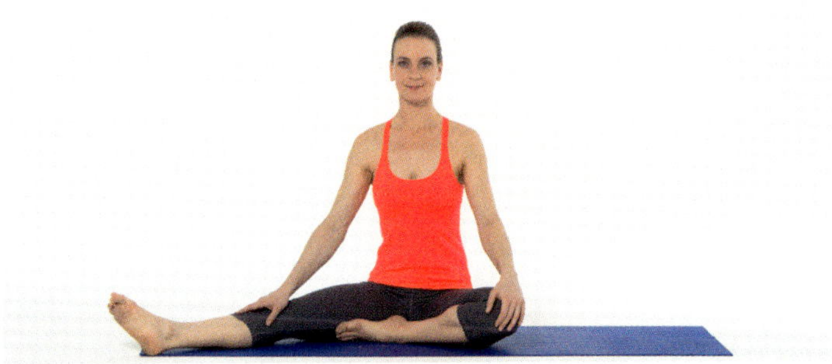

## Ausführung

- Den Oberkörper zum rechten Bein wenden und absenken.
- Die Hände in Richtung Fuß ausstrecken, bis eine Dehnung in der Beinrückseite und über der linken Hüfte spürbar wird.
- Dann langsam wieder aufrollen und den linken Arm neben dem Körper aufsetzen.
- Das rechte Bein strecken und den Po vom Boden heben.
- Die rechte Fußaußenseite in den Boden schieben.
- Den rechten Arm zur Unterstützung der Dehnung mit über den Kopf ziehen.

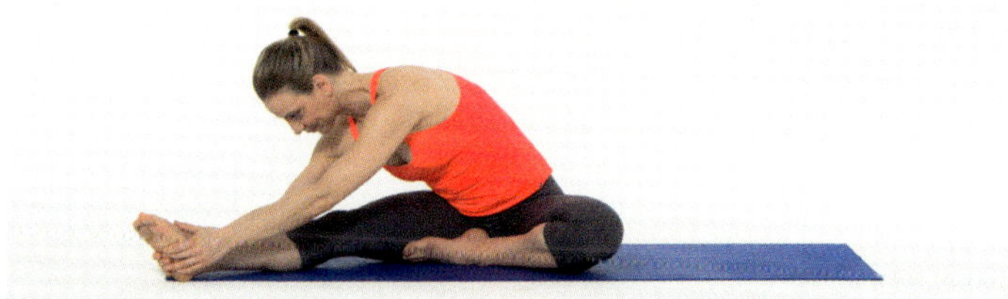

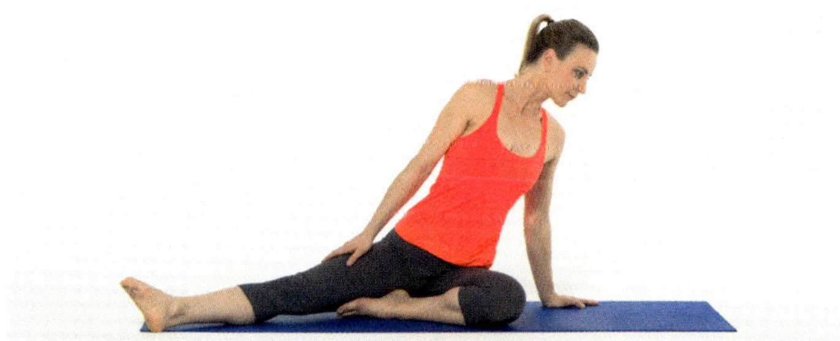

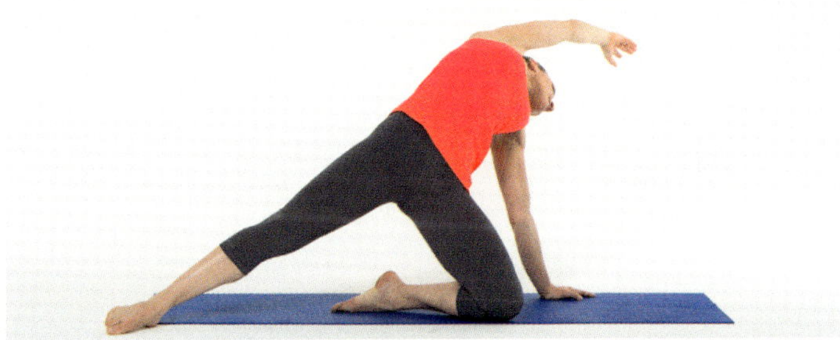

# Seitliches Knieheben

Diese dynamische Übung fördert die Elastizität in den faszialen Strukturen der beiden Laterallinien und erleichtert so Drehungen und schnelle Bewegungen im Rumpf.

**8 pro Seite**

**Material:** Stuhl

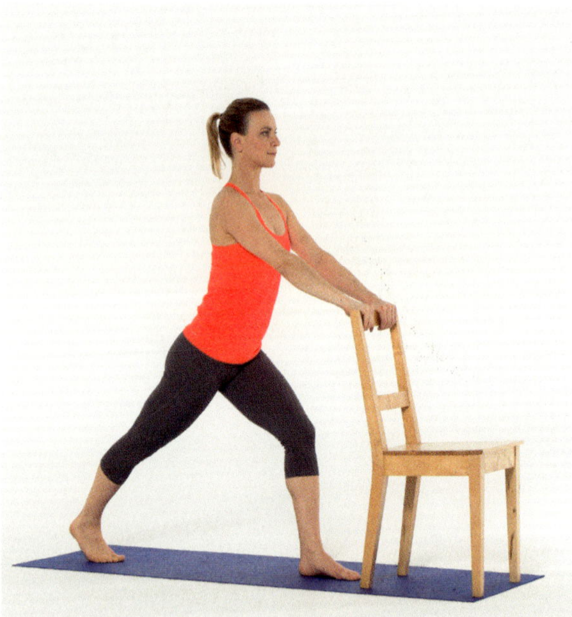

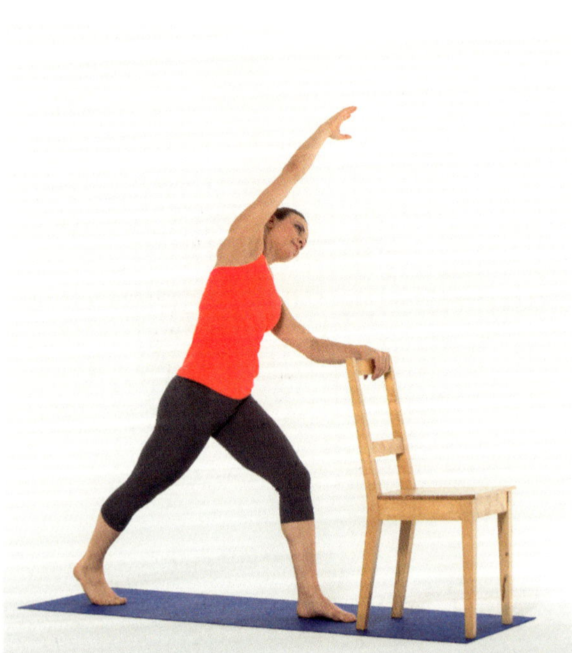

## Ausgangsposition

- Leichter Ausfallschritt vor einem Stuhl.
- Die Stuhllehne zeigt zum Körper.
- Das rechte Bein ist nach hinten ausgestreckt, die Ferse ist angehoben.
- Das linke Bein ist leicht gebeugt.
- Der Rücken ist gerade und der Blick ist nach vorn gerichtet.
- Die Hände liegen auf der Stuhllehne.

## Ausführung

- Den rechten Arm über die Seite nach oben führen, dabei den Oberkörper leicht nach links neigen, bis eine Dehnung in der rechten Seite spürbar wird.

- Aus dieser Position das rechte Bein beugen und das Knie in einer dynamischen Bewegung seitlich nach oben führen.
- Gleichzeitig zieht der rechte Ellbogen in Richtung Knie.
- Dann wieder in die Dehnposition zurückkehren.
- Anschließend die Seiten wechseln.

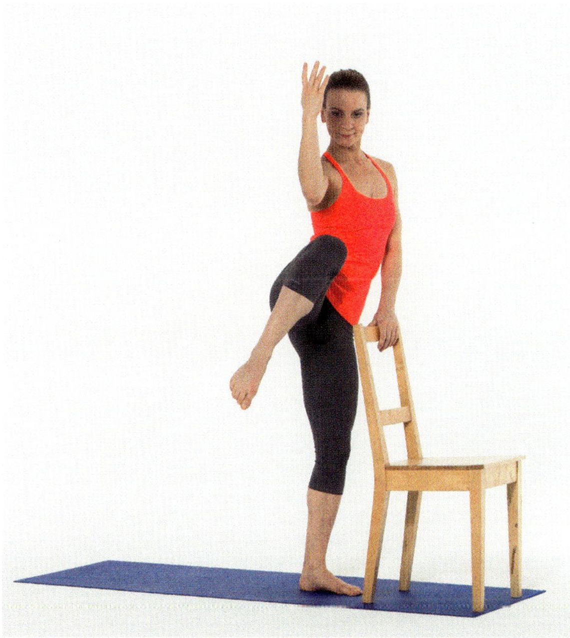

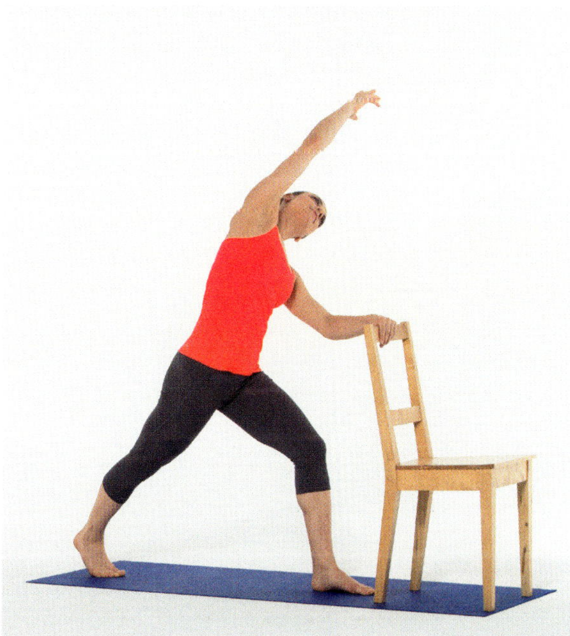

# Armkreise im Ausfallschritt

» Diese Übung stärkt die Bein- und Rückenmuskulatur sowie stabilisiert und dehnt die Körperseite. Durch die dynamische Armführung wird zudem das Schultergelenk beansprucht.

**8 pro Seite**

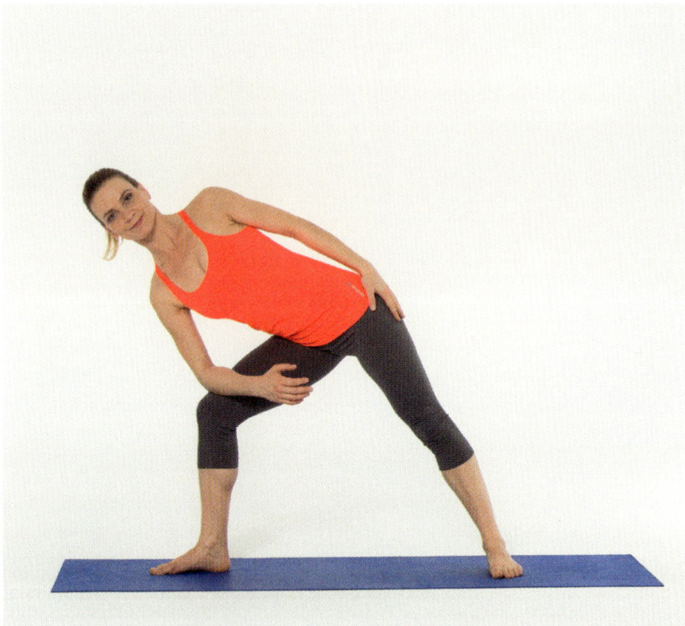

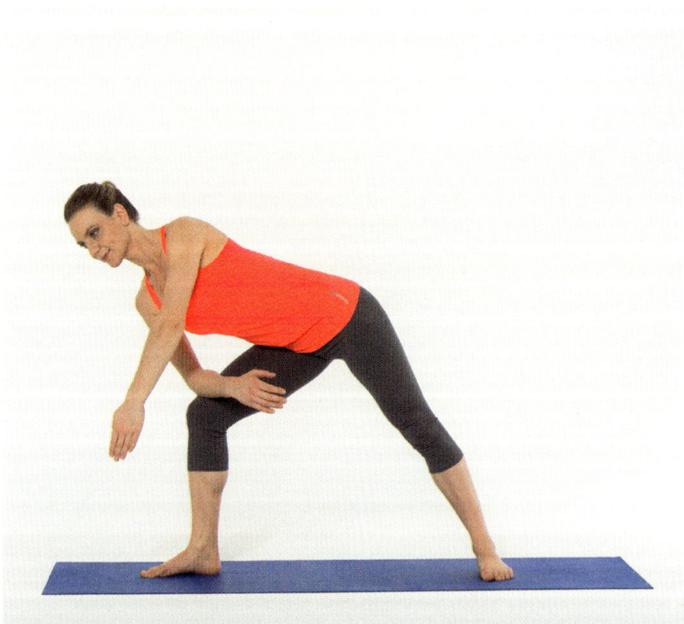

### Ausgangsposition

- Weiter Grätschstand.
- Der rechte Fuß ist nach außen gedreht.
- Die linke Fußspitze zeigt nach vorn.
- Das rechte Bein ist gebeugt, das Knie ist gerade über dem Fuß.
- Der rechte Unterarm ist auf den Oberschenkel gestützt, sodass der Oberkörper gerade ist.
- Den Kopf ist etwas geneigt und bildet die Verlängerung der Wirbelsäule.

**Ausführung**

- Den linken Arm über die Seite zum Kopf und dann weiter führen, also vor dem Körper große Kreise ausführen.
- Der Blick folgt der Hand.
- Der rechte Unterarm bleibt aufgestützt, sodass der Rücken gestreckt ist.
- Anschließend die Seiten wechseln.

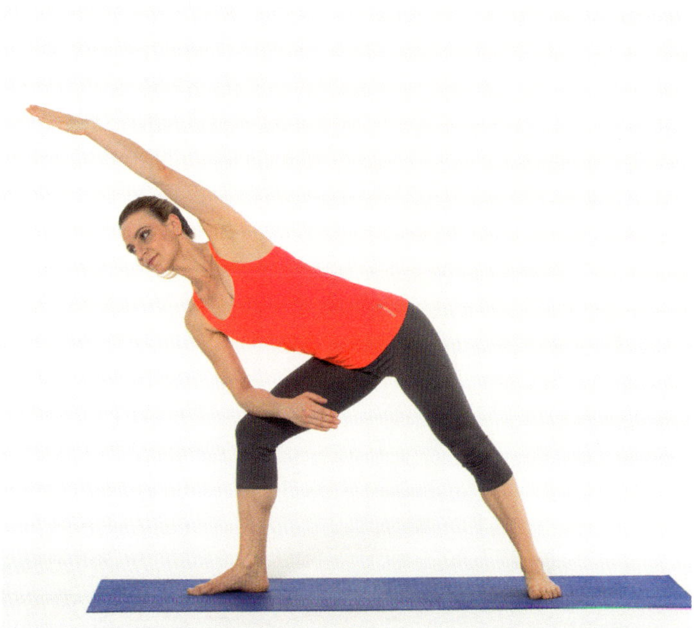

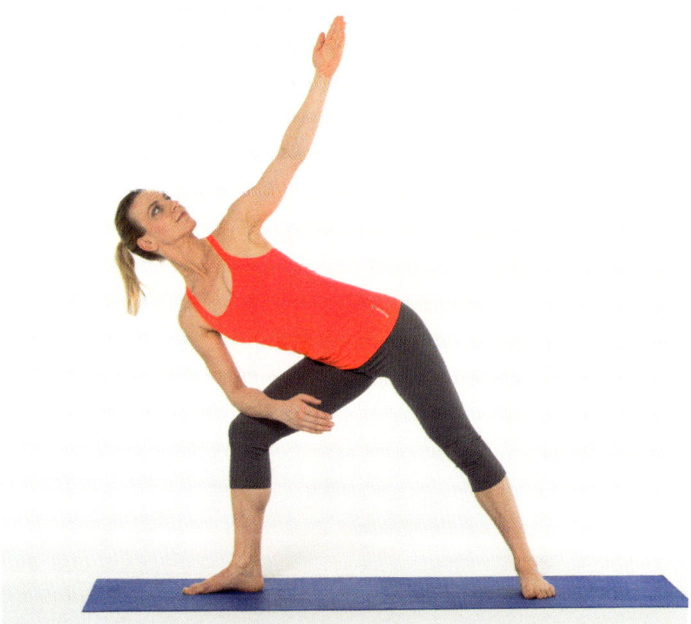

# Sidestretch mit Fitnessband

» Durch den Widerstand des Fitnessbands verleiht diese Übung Taille und Körperseite noch mehr Festigkeit. Die Muskulatur in Armen und Schultern wird zusätzlich sanft gestärkt.

10 pro Seite

**Material:** Fitnessband

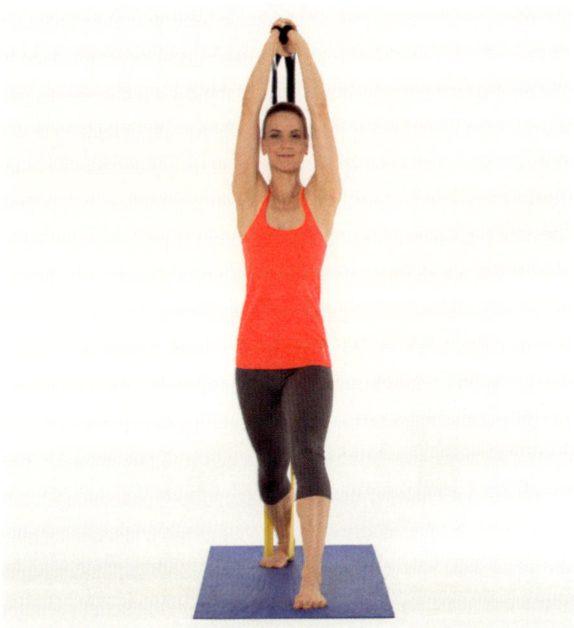

## Ausgangsposition

- Ausfallschritt.
- Das vordere Bein ist leicht gebeugt, die hintere Ferse ist fest auf dem Boden, darunter das Fitnessband.
- Die Bandenden mit beiden Händen hinter dem Körper greifen und bis über den Kopf ziehen, sodass die Arme fast gestreckt sind.
- Der Oberkörper ist gerade aufgerichtet, die Schultern sind über dem Becken.
- Der Bauchnabel ist nach innen gezogen, die Bauchspannung ist aktiviert.

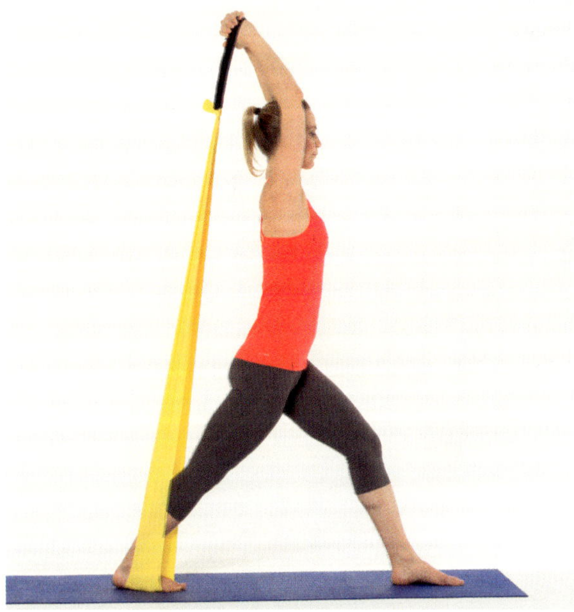

**Ausführung**

- Den gesamten Oberkörper langsam zur Seite drehen, bis eine Dehnung in der gegenüberliegenden Taille spürbar wird.
- Dann zur anderen Seite drehen.
- Die Schultern bleiben immer über dem Becken.
- Anschließend die Beine wechseln.

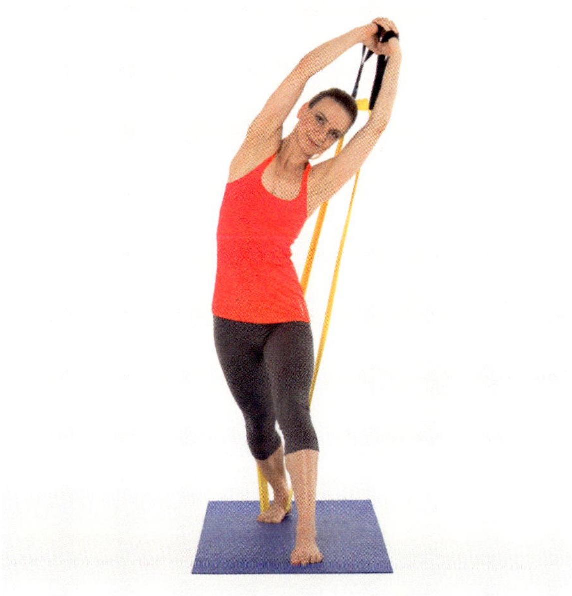

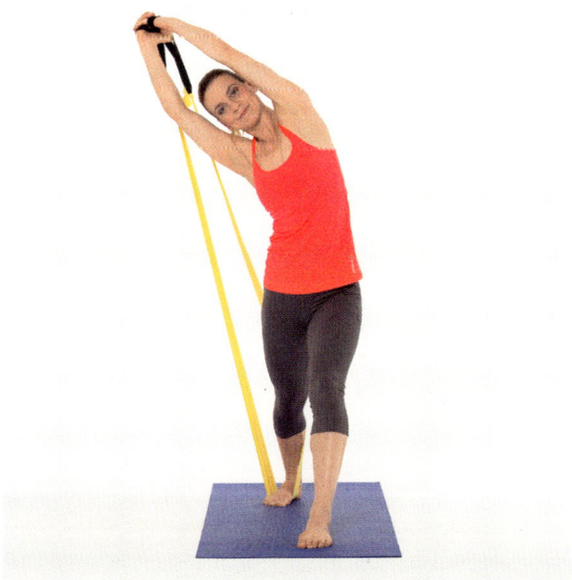

# Paddelzug

» Diese Bewegung führt durch die Rotation in der Brustwirbelsäule bei fixiertem Becken zu mehr Beweglichkeit im Hüft- und Rumpfbereich. Zusätzlich wird die Gleichgewichtsfähigkeit geschult.

**8 pro Seite**

**Material:** Rolle

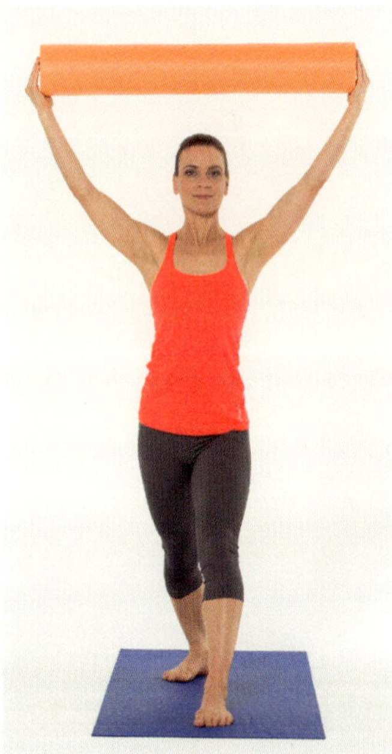

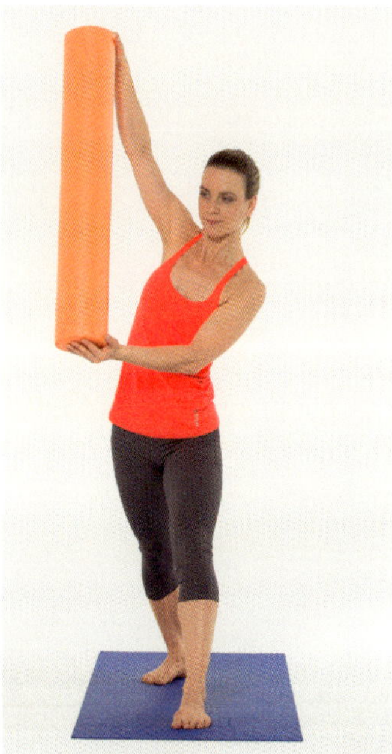

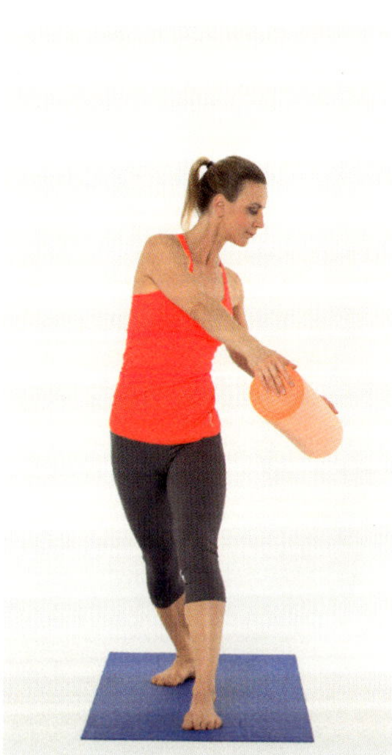

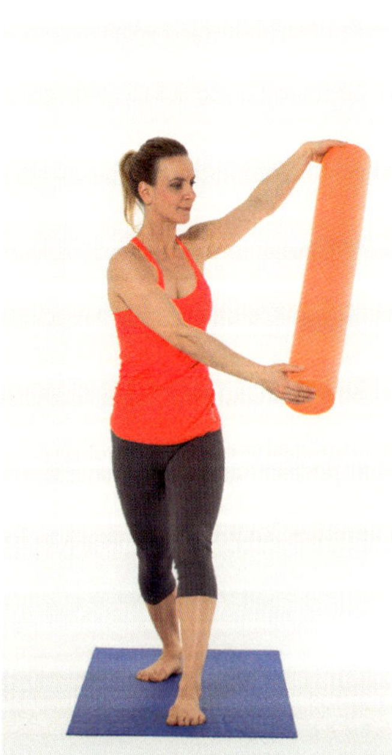

## Ausgangsposition

- Ausgangsposition ist der Ausfallschritt.
- Die hintere Ferse steht fest auf dem Boden, das vordere Bein ist gebeugt.
- Die Rolle liegt in beiden Händen.
- Die Arme sind gestreckt über den Kopf gehoben.
- Der Oberkörper ist gerade und aufrecht.

## Ausführung

- Nun die Rolle zur Seite und neben den Körper führen – so, als würde man ein Paddel ins Wasser tauchen und durchziehen.
- Diesen „Paddelzug“ komplett durchführen, also eine Kreis beschreiben, bis die Arme wieder gestreckt über dem Kopf sind.
- Anschließend die Beine wechseln.

## Armkreisen im Kniestand

Dies ist eine Allround-Übung: Der Kniestand dehnt die Hüftbeugemuskulatur (Frontallinie), die Armkreisbewegung erreicht Spiral- und Rückenlinie.

**8 pro Seite**

**Material:** 1 kleine Wasserflasche (oder Gewichtsmanschette)

### Ausgangsposition

- Kniestand.
- Das rechte Bein ist vorn und angewinkelt.
- Das linke Knie ist weit hinter der Hüfte aufgesetzt.
- Die Flasche liegt in der rechten Hand, der rechte Arm hängt locker neben dem Körper.
- Der linke Arm liegt über dem Oberkörper, die linke Hand umfasst die Rippen auf der rechten Körperseite.
- Der Oberkörper ist gerade und aufrecht.

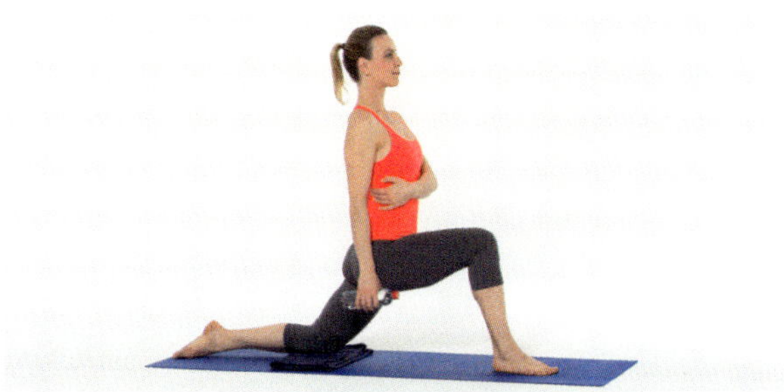

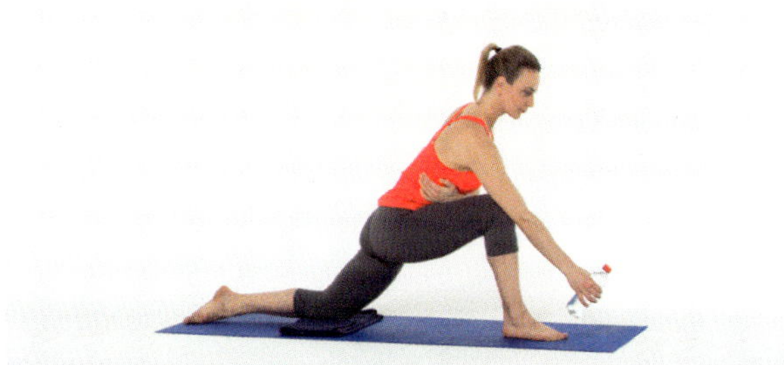

### Ausführung

- Den rechten Arm in einer großen Bewegung nach vorn in Richtung Fuß führen.
- Den Oberkörper dabei absenken.
- Die Kreisbewegung fortführen, den Arm weiter nach vorn oben bis über Kopf ...
- ... und dann weiter hinter den Körper führen.
- Der Blick folgt der Bewegung.
- Am Ende der Kreisbewegung befindet sich der Arm wieder in der Ausgangsposition.
- Anschließend die Seiten wechseln.

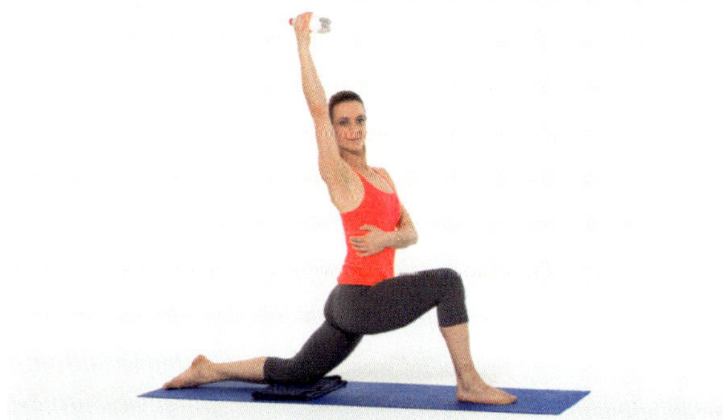

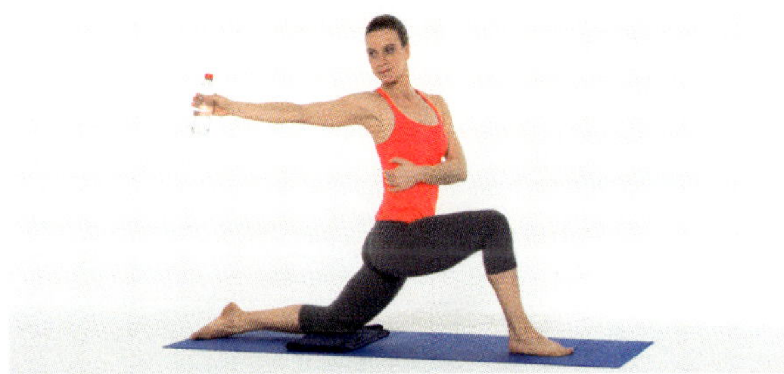

# Vierfüßlerstand auf der Rolle

» Diese Übung fordert die Bewegungs- und Wahrnehmungsrezeptoren im gesamten Fasziennetz. Durch die Rotation und den Stütz auf der Rolle wird die Balance gefördert.

**8 pro Seite**

**Material:** Rolle

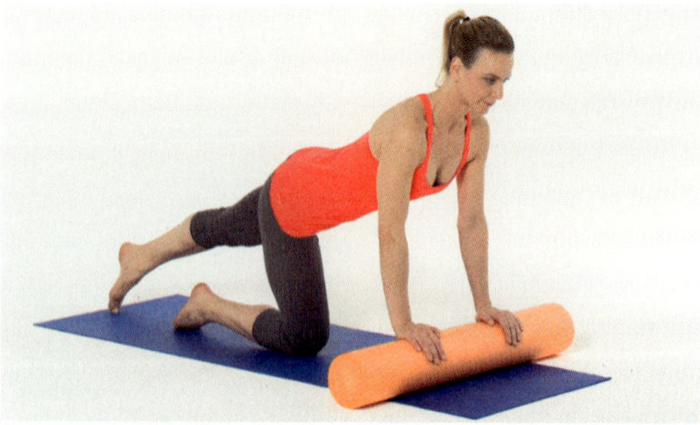

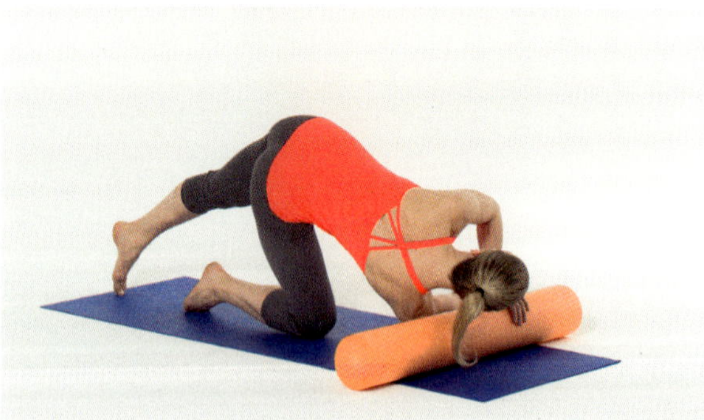

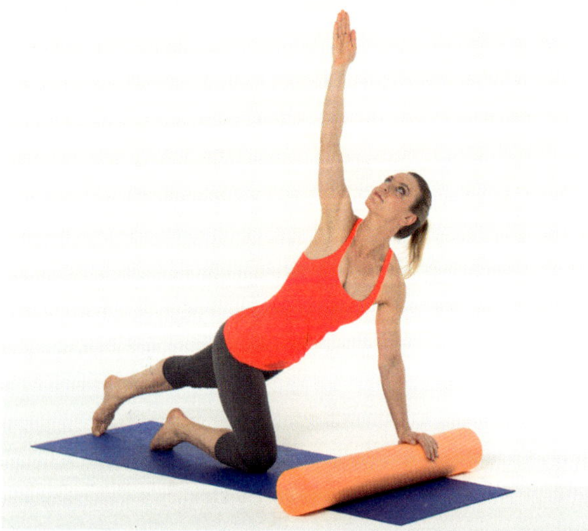

## Ausgangsposition

- Vierfüßlerstand.
- Die Rolle liegt unter den Schultern auf dem Boden, die Hände sind auf die Rolle gestützt.
- Die Knie sind unter der Hüfte aufgestellt.
- Das linke Bein ist nach hinten ausgestreckt, die Fußspitze ist aufgestellt.
- Die Arme sind gestreckt, die Schultern sind weit nach unten gezogen, von den Ohren entfernt.

## Ausführung

- Mit dem rechten Arm unter dem linken durchtauchen und dabei die rechte Schulter in Richtung Boden führen.
- Dann den Arm langsam wieder zurückführen ...
- ... und weiter nach rechts oben strecken.
- Der Kopf folgt immer der Bewegung.
- Anschließend die Seiten wechseln.

**TIPP:** Bei Kniebeschwerden oder auf hartem Boden am besten ein mehrfach gefaltetes Handtuch unter die Knie legen.

# Räkeln und Strecken

Mit dieser Übung starten Sie ideal in den Tag, denn sie bereitet den Körper sanft auf körperliche Aktivitäten vor. Besonders die Spiral- und Laterallinie werden flexibilisiert.

**10 pro Seite, im Wechsel**

## Ausgangsposition

- Weiter Grätschstand.
- Beine und Füße sind leicht nach außen gedreht.
- Die Hände liegen an den Schläfen,
- die Ellbogen zeigen nach außen.

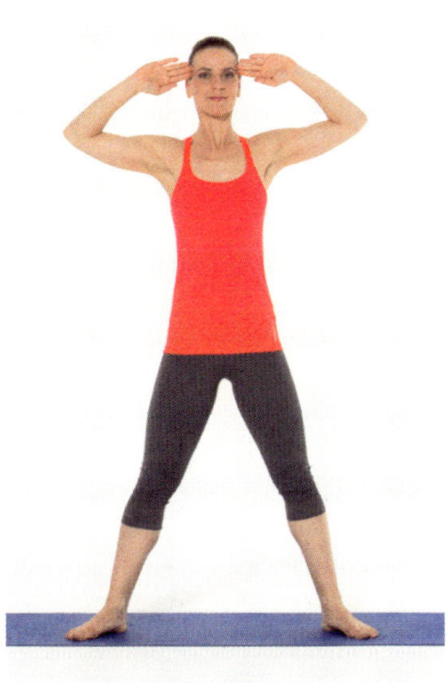

## Ausführung

- Das linke Bein leicht beugen,
- den Oberkörper nach links drehen und etwas absenken.
- Dabei den rechten Arm über den Kopf strecken.
- Dann langsam wieder in die Ausgangsposition zurückkehren ...
- ... und die Bewegung zur anderen Seite wiederholen.
- Die Bewegung langsam, kontrolliert und fließend durchführen.

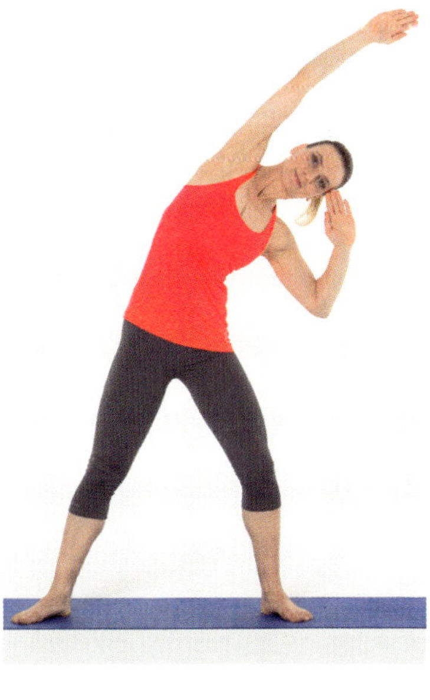

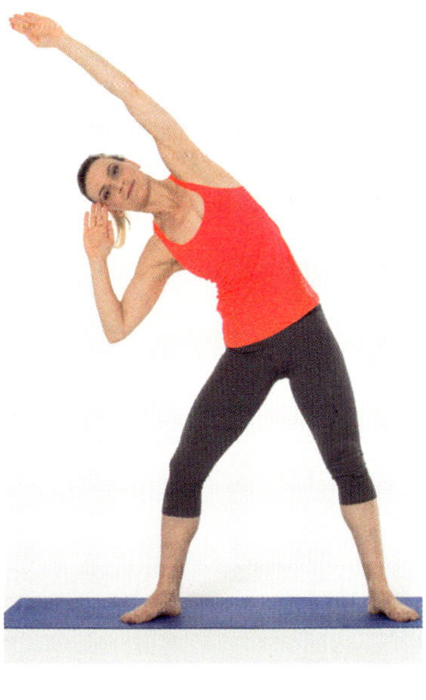

# Rotation mit Fitnessband

» Diese kraftvolle Übung verleiht den Bahnen der Spirallinie mehr Festigkeit. Die Rotatoren in der Rumpfmuskulatur erhalten mehr Kraft, und auch die Arm- und Schultermuskeln kommen zum Einsatz.

**10 pro Seite**

**Material:** Fitnessband

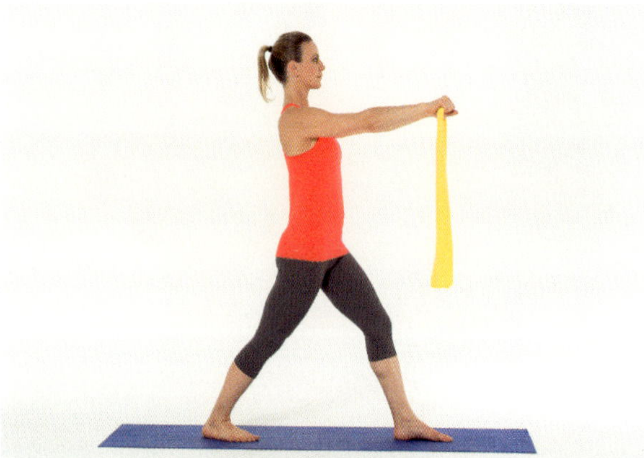

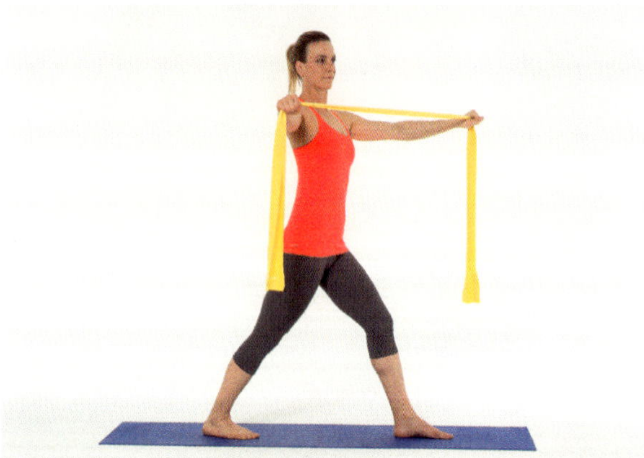

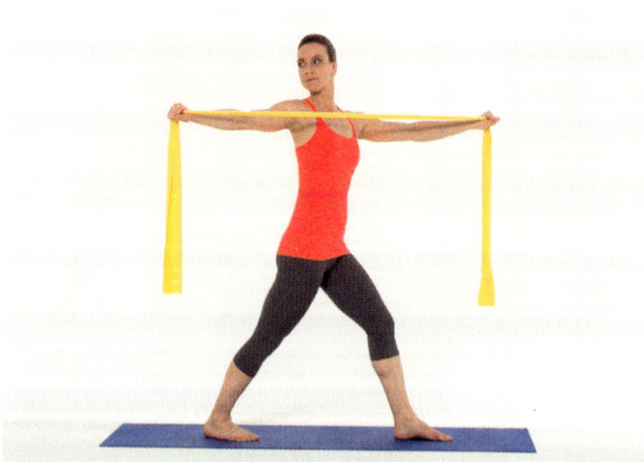

## Ausgangsposition

- Ausfallschritt.
- Die hintere Ferse steht fest auf dem Boden, das vordere Bein ist leicht gebeugt.
- Das Band liegt schulterbreit in den Händen,
- die Arme sind nach vorn ausgestreckt.
- Der Oberkörper ist nach rechts gedreht.
- Die Schultern sind über dem Becken.

## Ausführung

- Den rechten Arm weiter nach hinten bewegen und dadurch am Band ziehen.
- Kopf und Schultergürtel soweit wie möglich ebenfalls nach rechts bewegen.
- Das Becken bleibt fest und der Oberkörper gerade.
- Anschließend die Seiten wechseln.

Die Übungen aus diesem Bereich beleben die gesamte Faszienstruktur in unserem Körper und sorgen dadurch für mehr Festigkeit der Sehnen, Bänder, Muskelhüllen und Gelenkkapseln. Vor allem aber machen diese Übungen eines: großen Spaß!

## Seitliches Beinschwingen

Diese Übung führt bei regelmäßiger Praxis zu mehr Elastizität in den Bindegewebsstrukturen der Laterallinie, die den Rumpf maßgeblich mit stabilisiert.

**30 Sekunden pro Seite**

**Faszie:** Laterallinie, Rückenlinie
**Material:** Stuhl

### Ausgangsposition

- Stabiler Stand vor einem Stuhl.
- Die Fingerspitzen liegen auf der Lehne, die Arme sind dabei fast gestreckt.

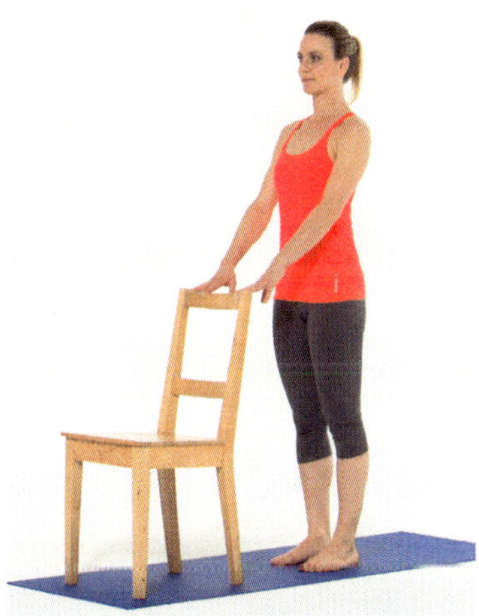

### Ausführung

- Das rechte Bein zur Seite heben, ...
- ... dann anwinkeln und gleichzeitig schwungvoll unter den Armen hindurch in Richtung Brust schwingen.
- Dabei den Oberkörper runden.
- Dann das Bein wieder zurück zur Seite schwingen und den Oberkörper strecken.
- Anschließend die Seiten wechseln.

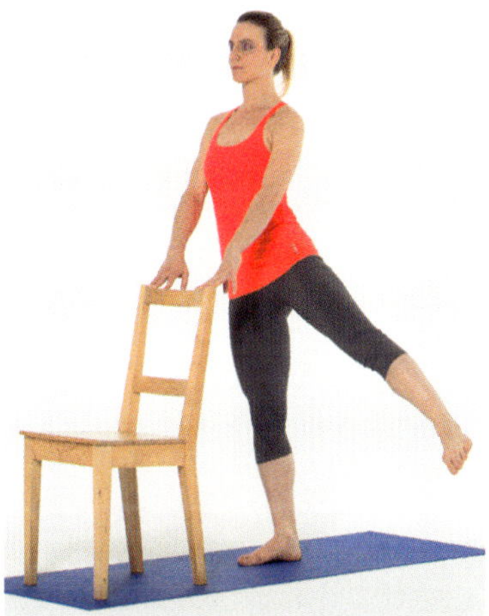

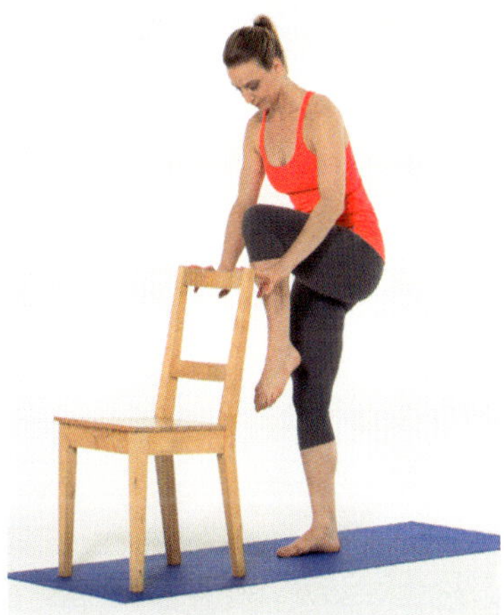

# Ausfallschritt mit Sprung

Diese Übung beansprucht den ganzen Körper. Sie erhöht die Festigkeit der großen frontalen und rückwärtigen Faszien und das Kraftpotenzial der gesamten Beinmuskulatur.

**10 pro Seite**

**Faszie:** Rückenlinie, Frontallinie, Plantarfaszie

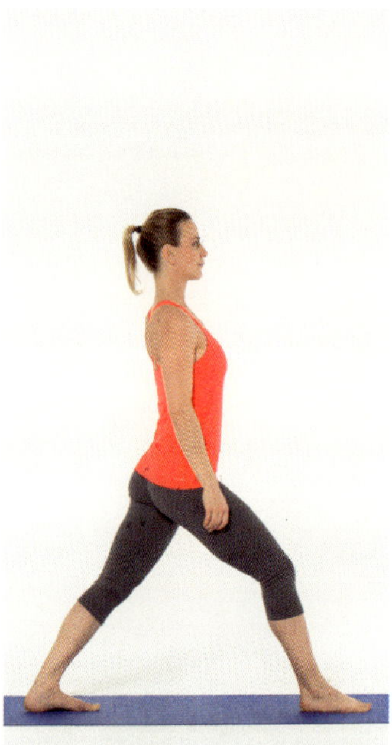

## Ausgangsposition

- Weiter Ausfallschritt.
- Das vordere Bein ist leicht gebeugt.
- Das hintere Bein ist gestreckt, die Ferse am Boden.
- Der Oberkörper ist gerade und aufrecht, die Schultern sind über dem Becken.
- Die Arme hängen locker an den Seiten.

## Ausführung

- Die Arme gestreckt nach oben führen.
- Gleichzeitig das hintere Bein anwinkeln und das Knie schwungvoll nach vorn oben ziehen, dabei das vordere Bein strecken und auf die Zehenspitzen heben – oder nach oben springen.
- Die Arme dabei anwinkeln und die Ellbogen nach hinten am Körper vorbeiführen.
- Bei der Landung die Ferse wieder vorsichtig auf dem Boden absetzen.
- Anschließend die Beine wechseln.

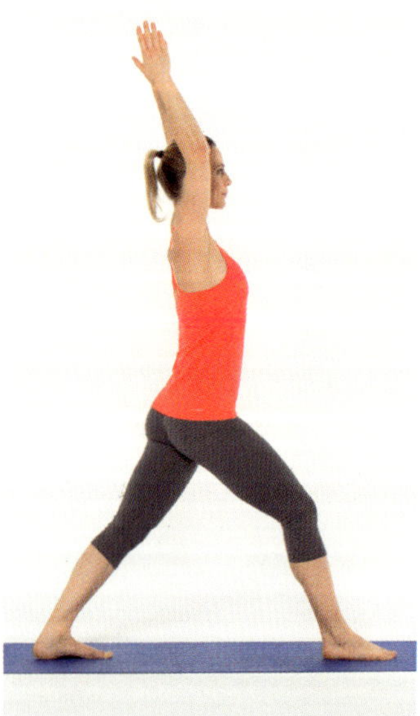

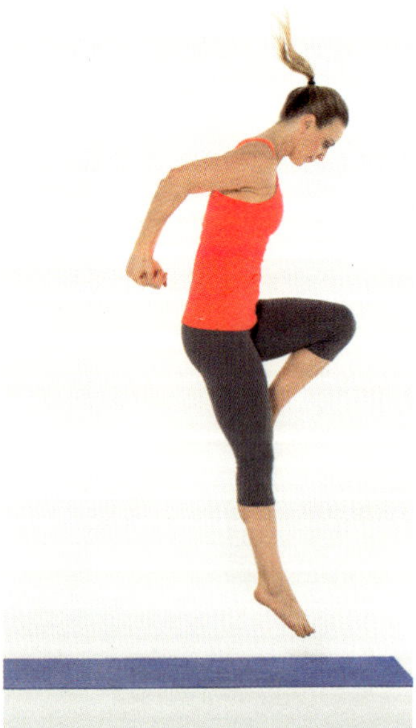

# Pendeln in der Rumpfbeuge

Dies ist eine sehr angenehme und entspannende Übung für einen versteiften oder schmerzenden unteren Rücken und daher als aktive Pause nach langem Sitzen oder Stehen sehr zu empfehlen.

**30 Sekunden**

**Faszie:** Rückenlinie

## Ausgangsposition

- Aufrechter Stand.
- Die Beine sind weit geöffnet.
- Die Arme hängen locker neben dem Körper.

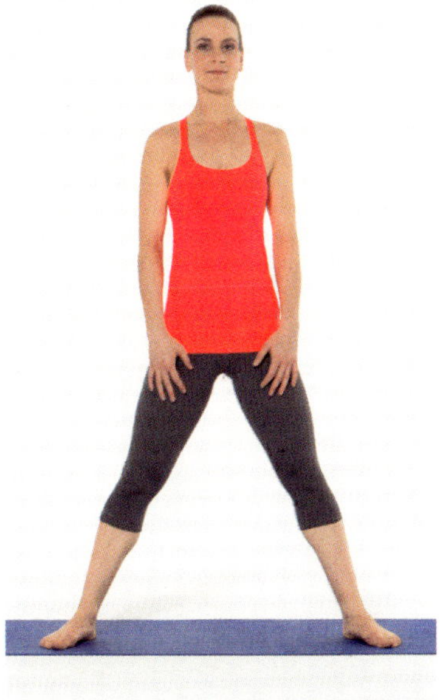

## Ausführung

- Langsam den Oberkörper nach vorn abrollen, dabei die Beine beugen – aber es sollte noch eine Dehnung in der Beinrückseite spürbar sein.
- Die Unterarme locker übereinanderlegen, mit den Händen die Ellbogen umfassen.
- Den Oberkörper, die Arme und den Kopf völlig locker hängen lassen ...
- ... und dann ohne Krafteinsatz von rechts nach links ...
- ... und wieder zurück pendeln.

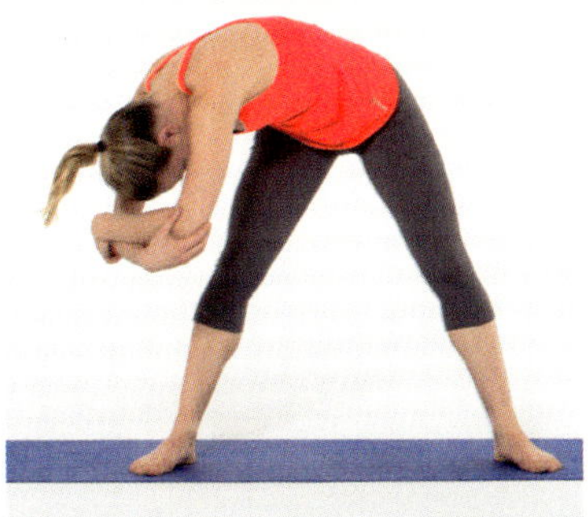

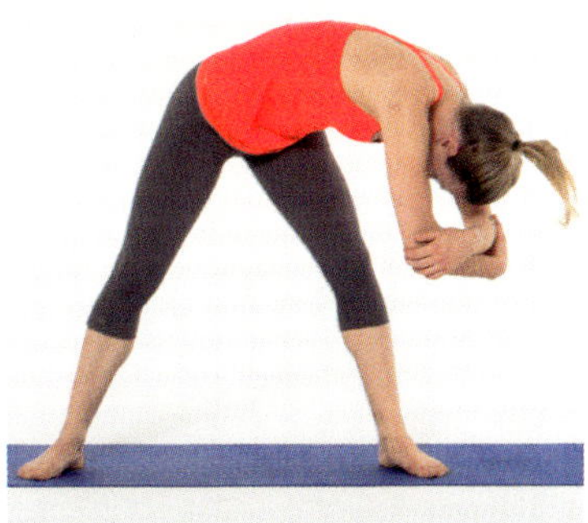

# Schwingen in die Sumohocke

» Dies ist eine ideale Übung, um die Beweglichkeit in Hüft- und Schulterbereich zu verbessern. Sie trainiert die beiden lateralen Faszien und sorgt damit für eine schlanke und straffe Taille.

**10 pro Seite**

**Faszie:** Laterallinie

**Material:** 1 Wasserflasche (oder Gewichtsmanschette)

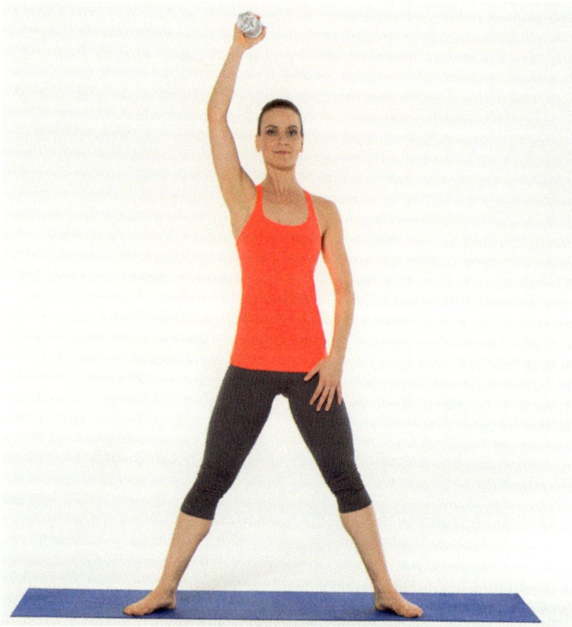

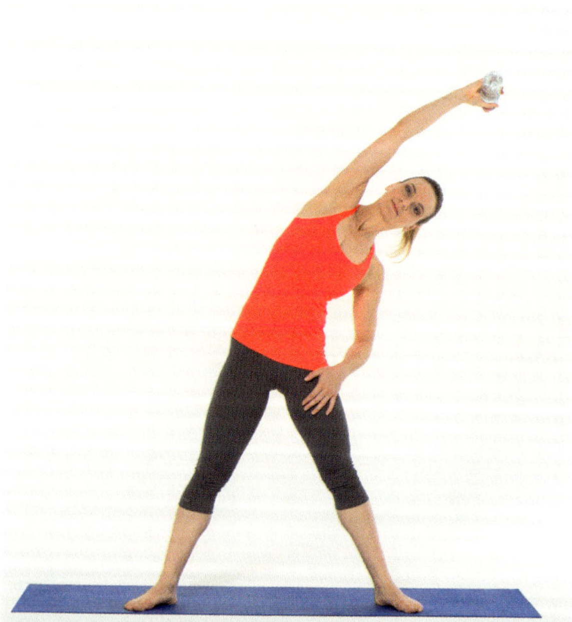

## Ausgangsposition

- Weiter Grätschstand.
- Beine und Füße sind nach außen gedreht. (Dabei die Knie aktiv nach hinten ziehen, damit sie in der Bewegung nicht nach vorn ausbrechen.)
- Das Gewicht liegt in der rechten Hand, der rechte Arm ist nach oben gestreckt.
- Die linke Hand liegt locker auf dem Oberschenkel.
- Der Oberkörper ist gerade, die Schultern sind über dem Becken.

## Ausführung

- Den Oberkörper etwas nach links neigen, dabei den rechten Arm weiter strecken, sodass sich ein größerer Abstand zwischen rechter Hüfte und Achsel ergibt und eine deutliche Dehnung in der Seite einstellt.

- Dann in einer fließenden Bewegung den Oberkörper erst wieder aufrichten,
- den rechten Arm regelrecht nach unten fallen lassen, mit dem Oberkörper folgen ...
- ... und den Arm dann weiter vor dem Körper zur Seite schwingen lassen.
- Die Beine dabei beugen.
- Dann die Beine wieder strecken und den Arm zurück nach oben schwingen, den Oberkörper wieder zur Seite neigen.
- Anschließend die Seiten wechseln.

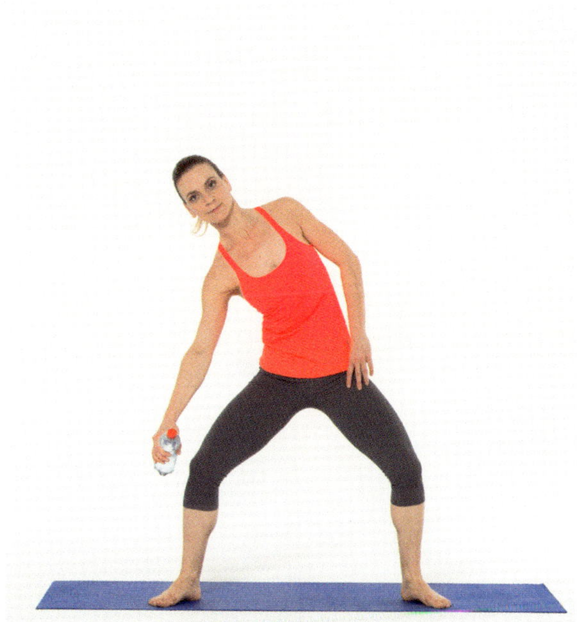

**TIPP:** Bei Beschwerden im Lendenbereich sollten Sie die Bewegung zunächst vorsichtig ausführen: die Beine noch nicht zu tief beugen und den Oberkörper etwas nach vorn absenken. Achten Sie unbedingt auf die Bauchspannung.

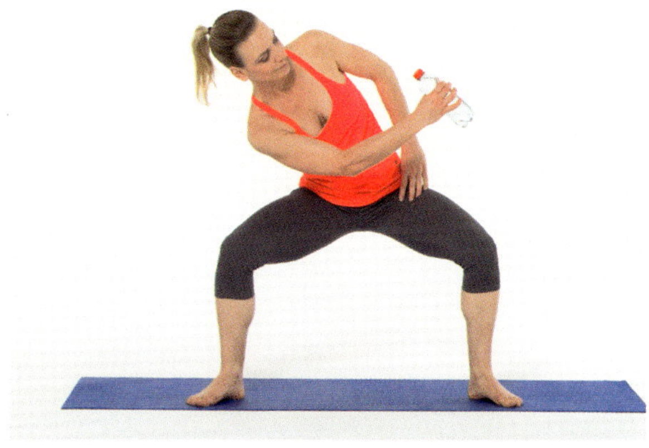

# Frontales Schwingen

» Diese sehr wohltuende Bewegung führt zu größerer Spannung und mehr Kraft in den beiden großen Faszienzügen an der Körpervorderseite und -rückseite.

**10 bis 15**

**Faszie:** Frontallinie, Rückenlinie

**Material:** 2 Wasserflaschen (oder Gewichtsmanschetten)

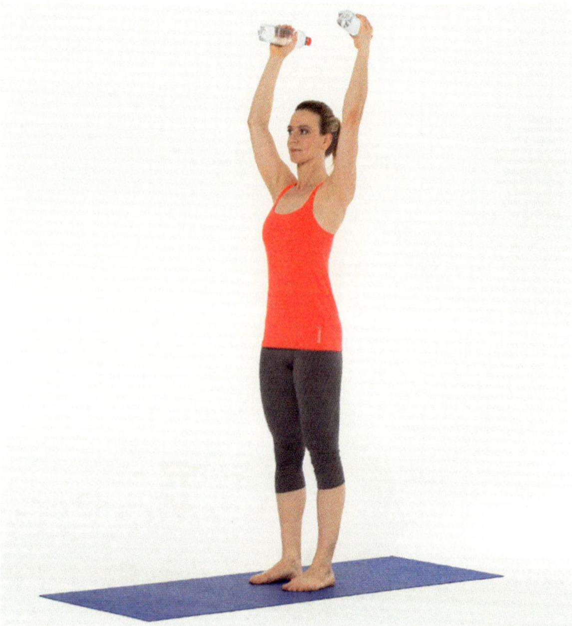

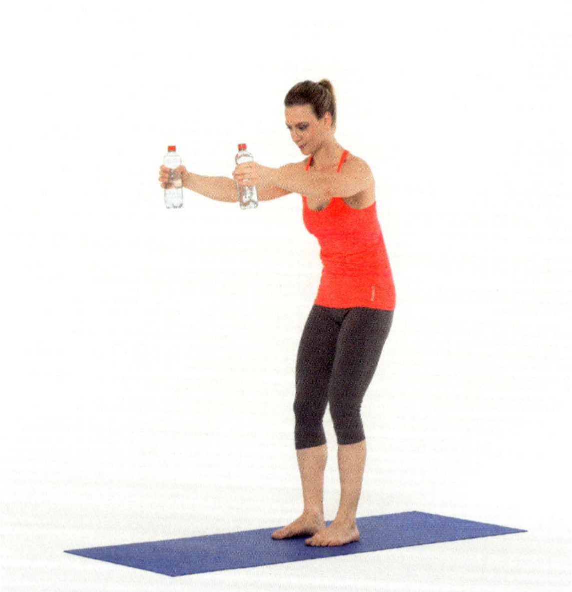

## Ausgangsposition

- Aufrechter Stand. Die Beine sind leicht geöffnet.
- Die Gewichte liegen in den Händen.
- Die Arme sind nach oben gestreckt.

## Ausführung

- Tief einatmen,

  die Arme mit Schwung nach unten und hinten führen,

  dabei in die Kniebeuge gehen,

  den Po nach hinten schieben, den Oberkörper nach vorn,

  den Kopf als Verlängerung der Wirbelsäule leicht zur Brust geneigt halten.
- Die Arme schwingen an den Beinen außen vorbei.

- Während der Abwärtsbewegung die Beine beugen und zweimal federn.
- Mit dem Ausatmen zurückschwingen und Arme, Beine und Oberkörper wieder strecken.

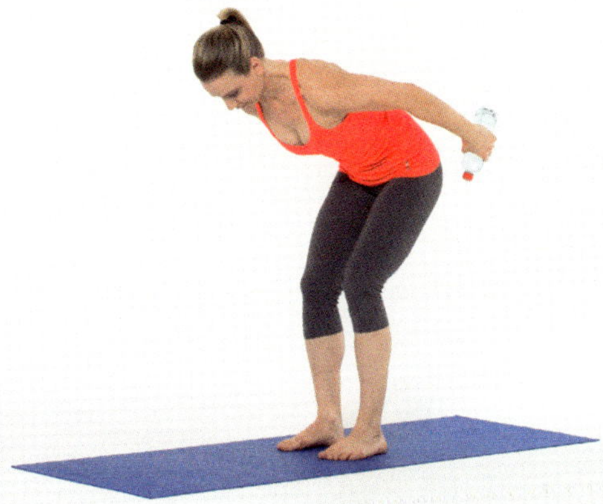

**TIPP:** Folgen Sie Ihrem eigenen Rhythmus. Diese Übung setzt in der Ausführung eine vollwertige Schwungbewegung mit Hilfe der Schwerkraft voraus und eine gute Stabilitätskontrolle in der Rumpfmitte. Daher erst mit kleinen Bewegungen beginnen, den Oberkörper noch nicht vollständig abrollen und auf die Bauchspannung konzentrieren.

# Federnder Twist Jump

Diese federnde Sprungbewegung stärkt Fußmuskulatur und Bänderstruktur und hält sie zugleich flexibel. Zudem bleibt dadurch die dicke Plantarfaszie unter dem Fuß beweglich.

**30 Sekunden**

**Faszie:** Plantarfaszie und Wadenaponeurose, Spirallinie

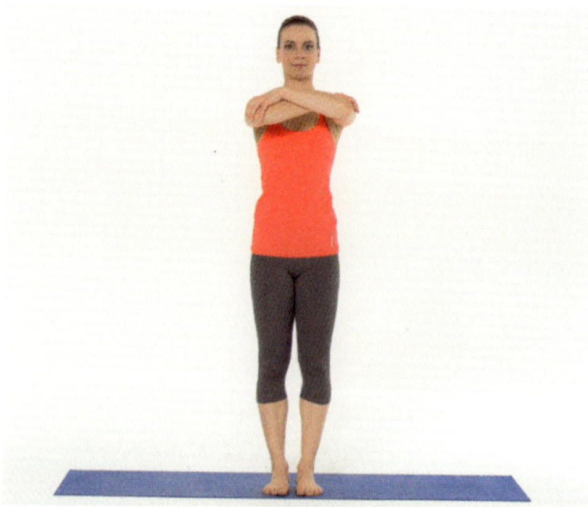

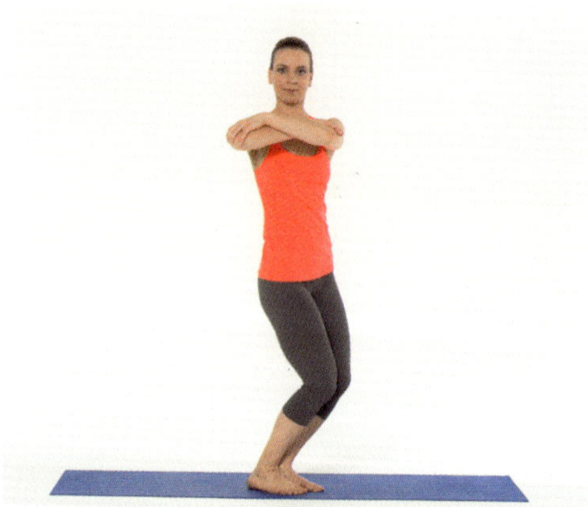

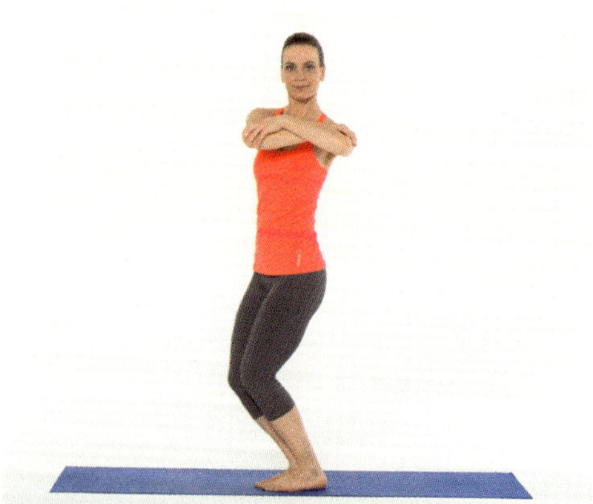

## Ausgangsposition

- Aufrechter Stand.
- Die Füße sind fast geschlossen.
- Die Arme sind angewinkelt und in Brusthöhe angehoben.
- Die Unterarme liegen locker übereinander,
- die Hände liegen an den Ellbogen.

## Ausführung

- Nun – zunächst leicht federnd – die Füße abwechselnd nach rechts und links bewegen, dabei gleichzeitig den Oberkörper in die jeweils entgegengesetzte Richtung drehen, sodass eine Art „Verwringung“ im Oberkörper entsteht.
- Wenn also Becken und Füße nach links drehen,
- bewegen sich die Schultern und die Ellbogen leicht nach rechts – und umgekehrt.
- Die Bewegung erst so weich wie möglich ausführen,
- dann kraftvollere Sprünge machen.

**TIPP:** Diese Übung sollte nicht am Anfang, sondern besser in der Mitte des Trainings platziert werden, da sie recht anstrengend ist.

# Federn im Liegestütz

Mit dieser Übung wird das Bindegewebe in Brust und Schultern trainiert und gestrafft. Sie verbessert zudem das Zusammenspiel der Muskulatur und der umgebenden Faszie.

15

**Faszie:** Frontallinie, Rückenlinie
**Material:** Wand

## Ausgangsposition

- Aufrechter Stand vor einer Wand, etwa eine halbe Armlänge von der Wand entfernt.
- Die Hände sind in Brusthöhe flach gegen die Wand gestützt, etwa schulterbreit geöffnet.
- Die Finger zeigen leicht zueinander.

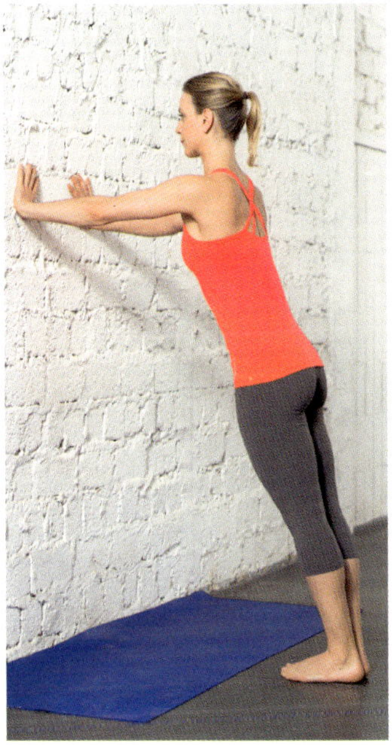

## Ausführung

- Die Arme beugen, die Ellbogen zeigen nach außen.
- Mit dem ganzen Körper zur Wand bewegen ...
- ... und schwungvoll nach hinten abdrücken.
- Die Bewegung mit gebeugten Armen abfangen und direkt wieder abstützen.
- Der Körper ist fest wie ein Brett und pendelt über die Füße vor und zurück.
- Die Fersen bleiben immer am Boden. So werden auch die Achillessehne und die Wadenmuskulatur leicht gedehnt.

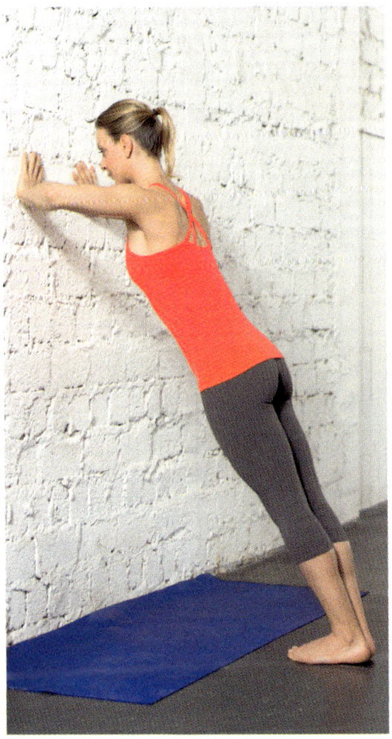

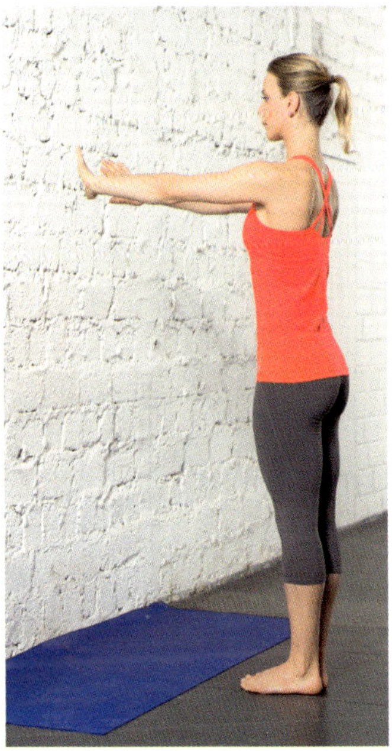

# Schwingen in den Ausfallschritt

» Mit dieser Übung werden sowohl die frontalen als auch die faszialen Strukturen erreicht, die für einen stabilen Rumpf zuständig sind. Je flexibler beide Faszien sind, desto höher ist Beweglichkeit.

**10 pro Seite**

**Faszie:** Frontal- und Spirallinie
**Material:** Wasserflasche (oder Gewichtsmanschette)

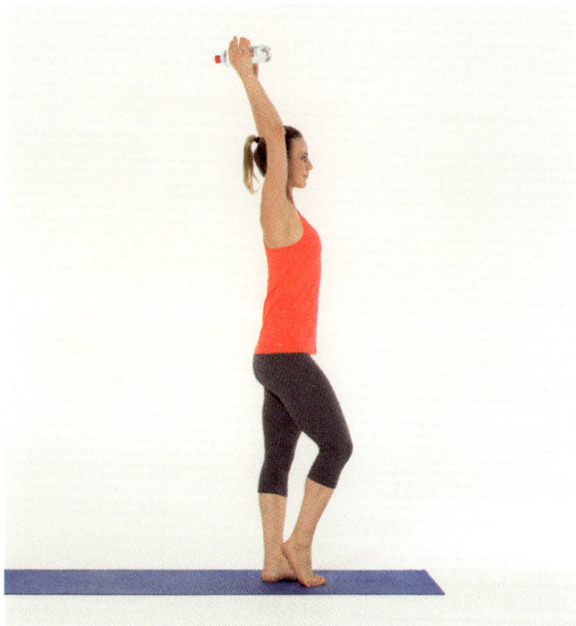

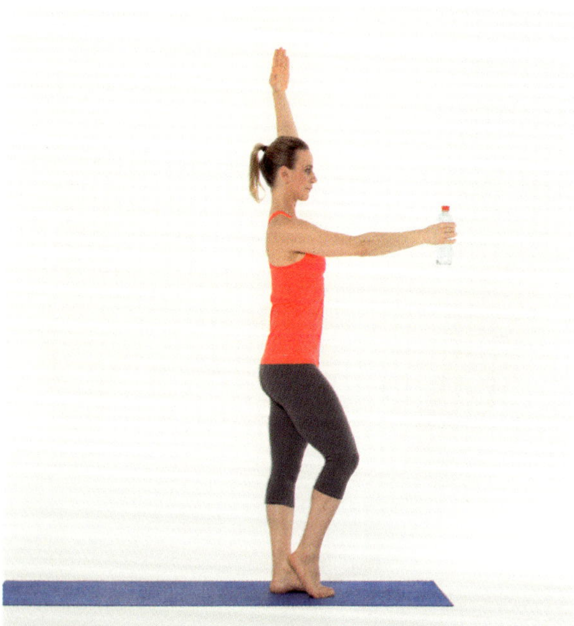

### Ausgangsposition

- Aufrechter Stand.
- Die Beine sind geschlossen.
- Die rechte Ferse ist angehoben.
- Der linke Fuß ist fest am Boden.
- Beide Arme sind nach oben gestreckt.
- Das Gewicht liegt in der rechten Hand.

### Ausführung

- Den rechten Arm gestreckt nach vorn unten fallen lassen, sodass er an der Körperseite vorbei nach hinten schwingt.
- Gleichzeitig den Oberkörper nach rechts drehen und das rechte Bein gestreckt zurücksetzen.
- Die rechte Ferse dabei vorsichtig in den Boden drücken.

- Der Blick folgt so weit wie möglich der Bewegung.
- Dann den rechten Arm wieder vollständig nach oben strecken, bis eine Dehnung im vorderen Rumpf- und Hüftbereich spürbar ist.
- Den Bauchnabel während der gesamten Bewegung nach innen ziehen.
- Anschließend die Seiten wechseln.

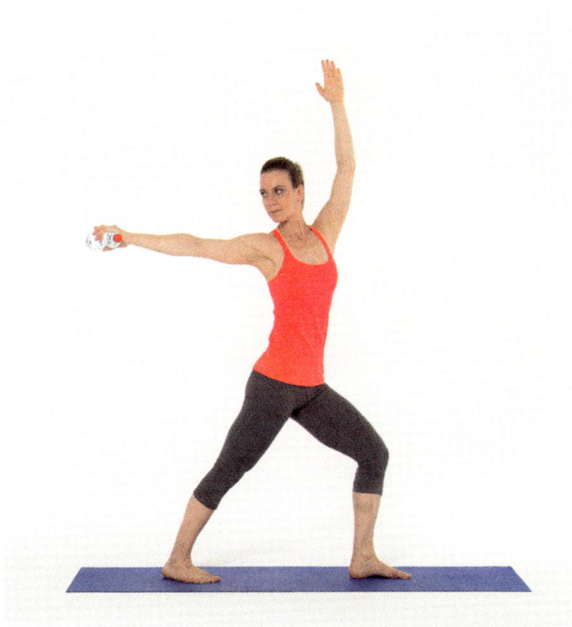

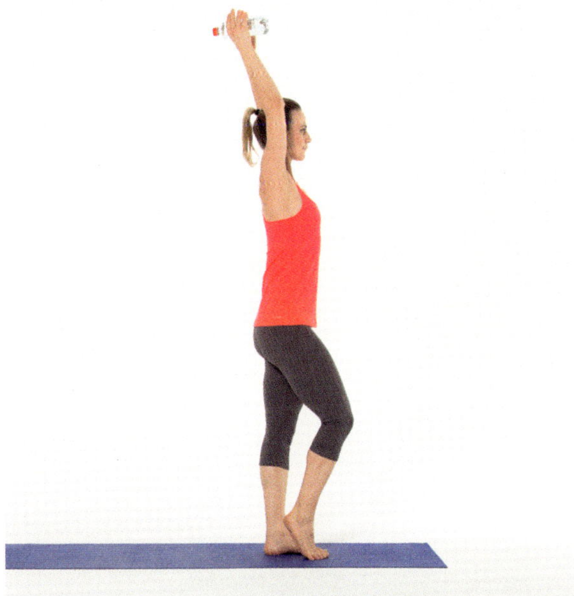

**TIPP:** Wenn es Ihnen schwerfällt, das Gleichgewicht zu halten, können Sie sich mit dem linken Arm auch an einem Stuhl oder an der Wand abstützen.

# Side to Side

Es wird geschwungen, gefedert, und gedehnt! Bei dieser Bewegung wird ein großer Teil des Fasziennetzwerks aktiviert und der Kreislauf kommt ordentlich auf Touren.

**30 Sekunden**

**Faszie:** Frontallinie, Spirallinie

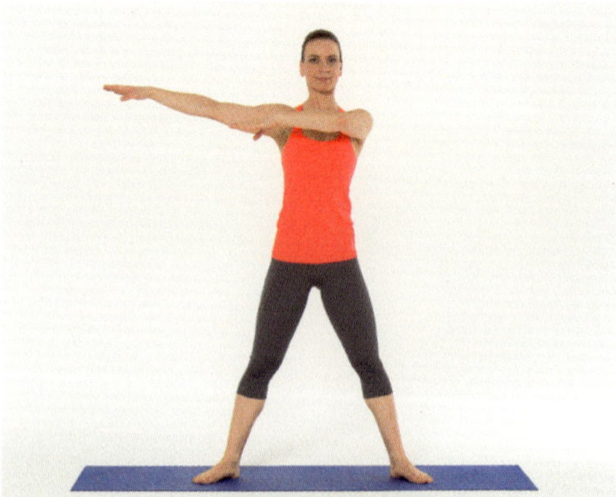

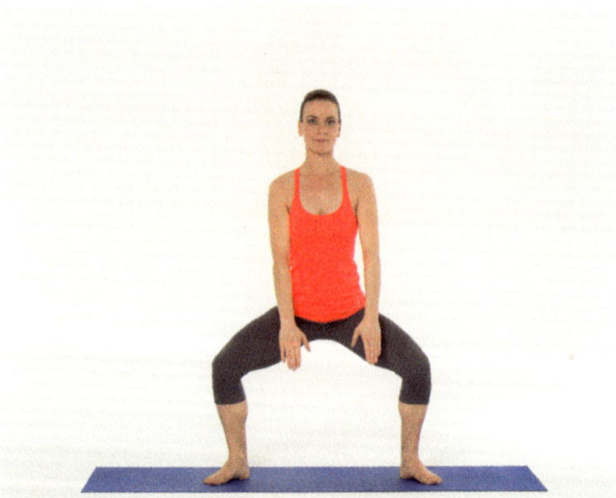

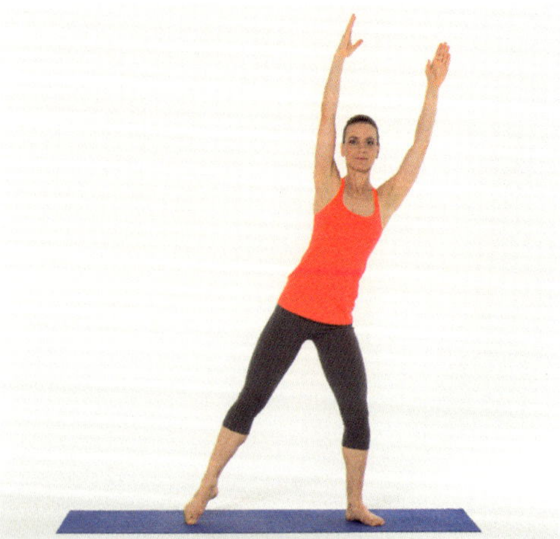

## Ausgangsposition

- Weiter Grätschstand.
- Füße und Beine sind leicht nach außen gedreht.
- Beide Arme sind nach rechts ausgestreckt.
- Der Oberkörper ist gerade und aufrecht, die Schultern sind über dem Becken.

## Ausführung

- In die Kniebeuge gehen …
- … und gleichzeitig die Arme in einer großen Kreisbewegung nach unten und weiter nach links bis nach oben über den Kopf schwingen.
- Dabei die Beine und den ganzen Körper strecken und die rechte Fußspitze aufstellen.
- Die Bewegung nicht abgehackt, sondern in einem Schwung ausführen.
- Anschließend die Beine wieder beugen …
- … und gleichzeitig die Arme in die andere Richtung zurückschwingen, bis die Beine wieder gestreckt sind.
- Während der gesamten Übung die Bauchspannung aktivieren.

# Frontales Beinschwingen

Mit Hilfe dieser Übung halten Sie besonders alle muskulären, faszialen und knöchernen Strukturen der Hüftgelenke mobil.

**30 Sekunden pro Seite**

**Faszie:** Frontallinie, Rückenlinie

**Material:** Rolle oder Stuhl

## Ausgangsposition

- Stabiler Stand.
- Die Rolle steht aufrecht links neben dem Körper.
- Die linke Hand ist auf die Rolle gestützt.
- Der rechte Arm ist zur Seite ausgestreckt.

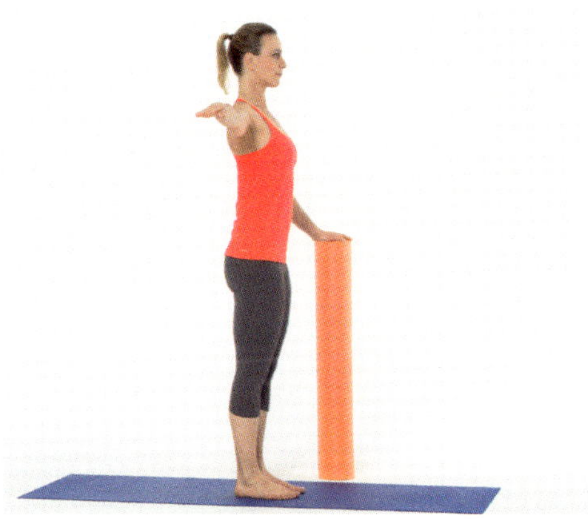

## Ausführung

- Das rechte Bein nach vorn schwingen, dabei leicht anwinkeln.
- Gleichzeitig mit dem linken Bein auf die Zehenspitzen gehen.
- Dann das rechte Bein zurückschwingen und dabei die Dehnung bzw. die Vorspannung in der Frontalfaszie im Beckenbereich spüren.
- Im Bewegungsfluss bleiben und das Bein direkt wieder nach vorn oben schwingen.
- Anschließend die Seiten wechseln.

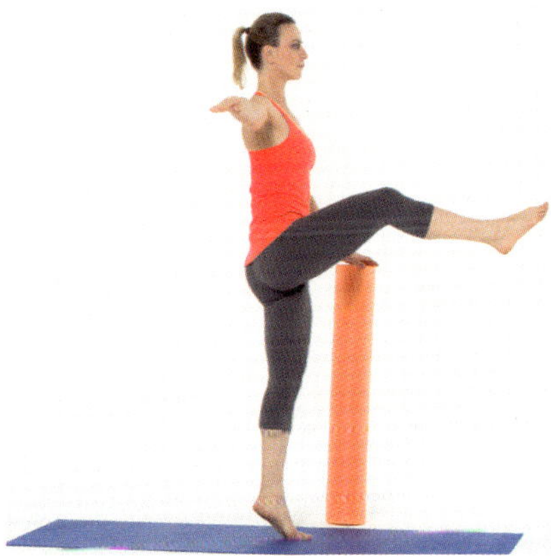

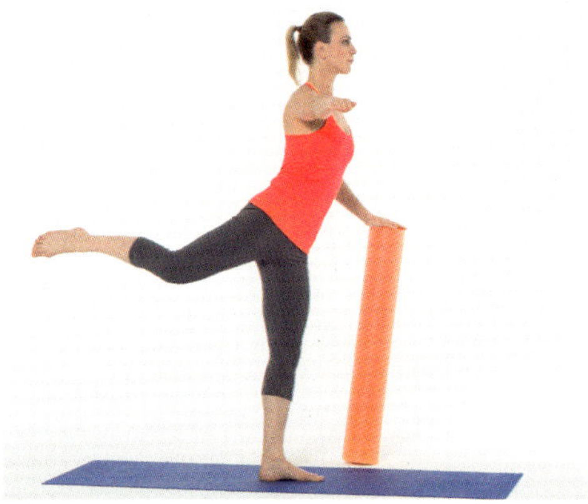

**TIPP:** Sie sollten bei dieser Übung unbedingt auf eine stabile Bauchmitte achten, besonders beim Zurückschwingen. Bei Beschwerden im unteren Rücken nicht zu weit zurückschwingen.

Das Ausrollen mit Rolle oder Ball verspricht einen unmittelbaren, fühlbaren Effekt. Muskelverhärtungen oder Verspannungen können lokal erreicht und gelöst werden. Dafür ist es notwendig, den Schmerzpunkt in alle Richtungen auszurollen. Die Massage kann sowohl angenehm, als auch schmerzhaft sein.

## Fuß & Wade

Diese Dehnung sollte in keinem Training fehlen. Sie löst schmerzhafte Verspannungen in der Wadenmuskulatur und beugt Verletzungen der Achillessehne vor.

**5 × 5 Sekunden pro Fuß**

**Material:** Rolle, Stuhl

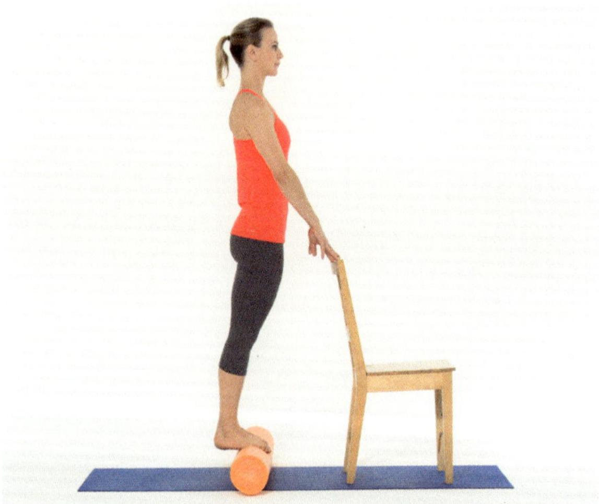

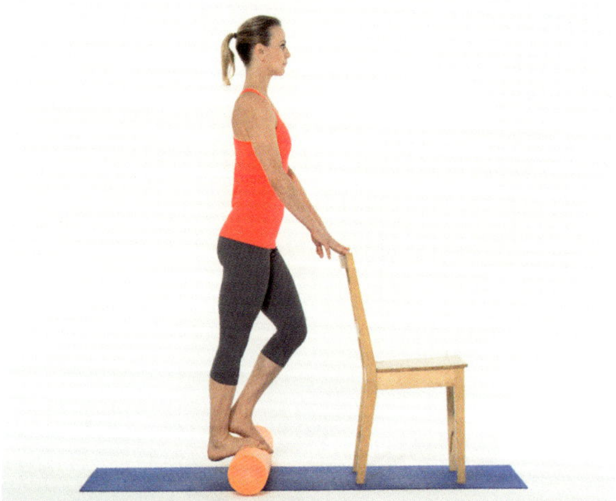

### Ausgangsposition

- Stand auf der Rolle.
- Die Rolle liegt auf dem Boden.
- Beide Füße stehen auf der Rolle, die Fersen stehen hinten über.
- Dabei mit den Händen an einem Stuhl (oder an einer Wand) festhalten.

### Ausführung

- Die Fersen nun abwechselnd langsam nach unten zum Boden ziehen, bis eine Dehnung im Wadenansatz spürbar ist.

# Fuß

Unsere Füße sind täglich im Dauereinsatz. Grund genug, die Fußmuskultur und die große, zur Rückenlinie gehörige Plantarfaszie unter der Fußsohle auszurollen.

**20 Sekunden pro Seite**

**Material:** Ball

## Ausgangsposition

- Aufrechter Stand.
- Der Ball liegt unter der Mitte des rechten Fußes.

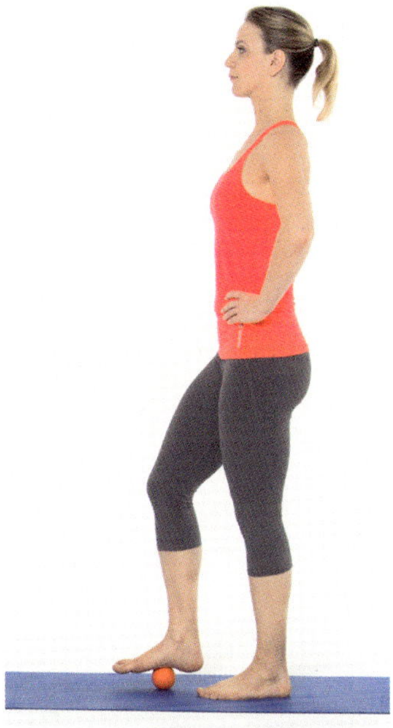

## Ausführung

- Nun mit der Fußsohle langsam und gerade entlang der Faszie über den Ball rollen.
- Sowohl „längs", also von der Ferse bis zu den Zehen, als auch von rechts nach links rollen.
- Dann in kreisenden Bewegungen rollen.
- Anschließend die Füße wechseln.

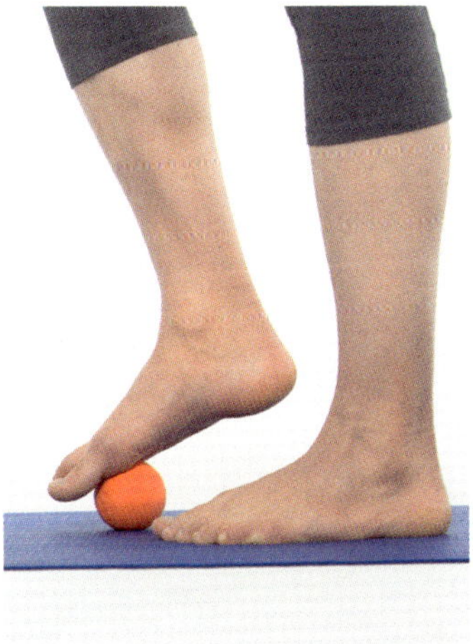

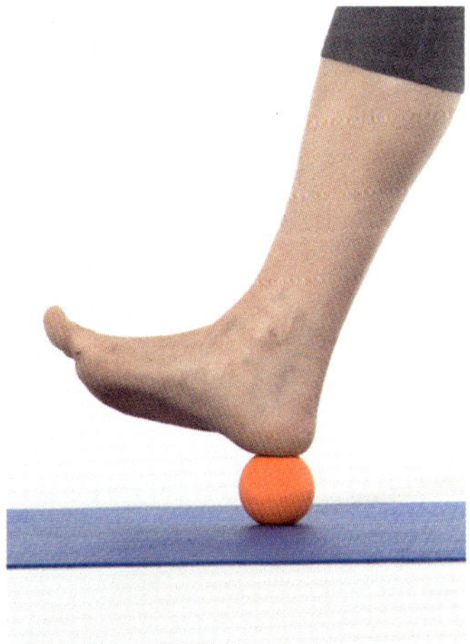

# Wade

» Die Wadenmuskulatur wird besonders bei Läufern und anderen Ausdauersportlern oft stark beansprucht. Sie braucht daher eine regelmäßige Dehnung und Behandlung mit der Rolle.

**20 bis 30 Sekunden pro Seite**

**Material:** Rolle

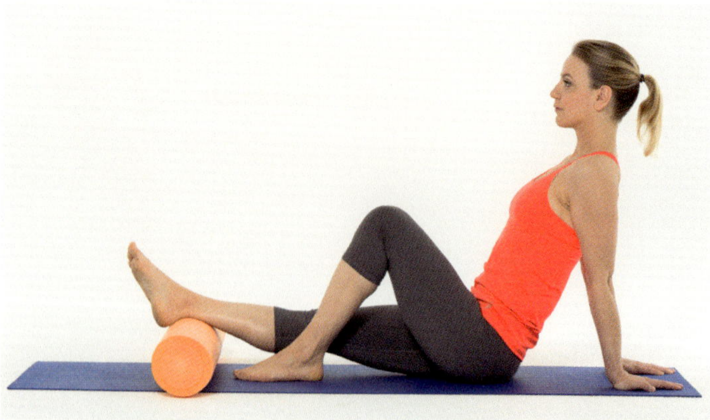

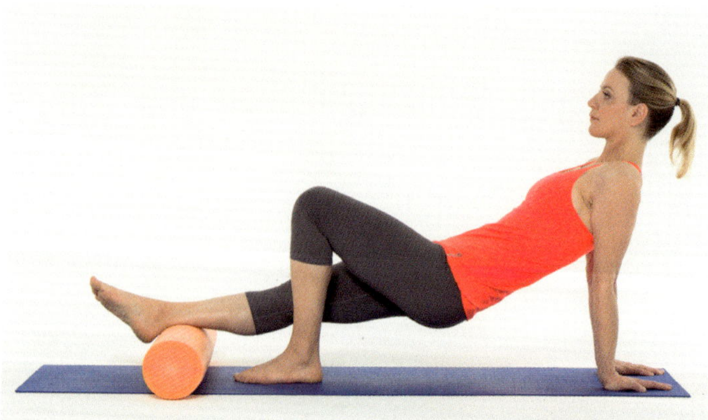

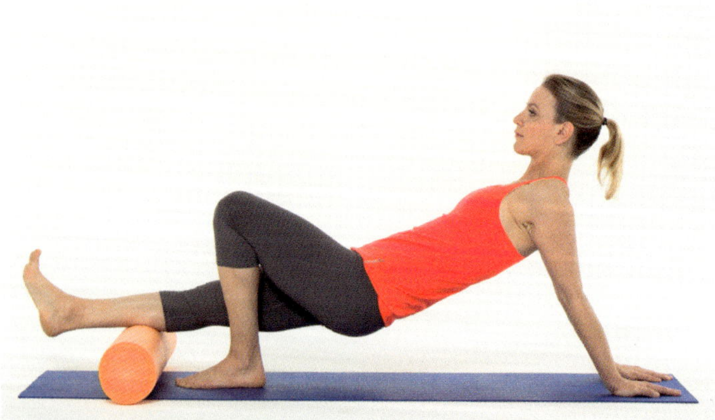

## Ausgangsposition

- Sitz auf dem Boden.
- Der Rücken ist aufgerichtet, die Hände sind hinter dem Körper aufgestützt. Die Arme sind gestreckt.
- Das rechte Bein ist nach vorn ausgestreckt, die Wade liegt auf der Rolle.
- Das andere Bein ist aufgestellt.

## Ausführung

- Den Po anheben und den Körper nach vorn schieben ...
- ... und so das Bein vom Achillessehnenansatz bis zur Kniebeuge über die Rolle bewegen.
- Mit dem Standbein entsprechend nachrutschen. Die Spannung im Stütz halten.
- Der Hals ist lang, der Kopf weit weg von den Schultern.

**TIPP:** Um die Rollbewegung zu intensivieren, können Sie auch beide Beine gleichzeitig über die Rolle bewegen.

## Schienbein

Mit der folgenden Übung aktivieren Sie nicht nur die Frontalfaszie im Schienbein, sondern auch die gerade Bauchmuskulatur und die Stützmuskulatur in Schultern, Armen und Brust.

8

**Material:** Rolle

### Ausgangsposition

- Vierfüßlerstand.
- Die Hände sind unter den Schultern aufgesetzt.
- Die Schienbeine liegen auf der Rolle (knapp unterhalb der Knie).
- Die Arme sind gestreckt.
- Der Hals ist lang, die Schultern sind weit von den Ohren entfernt.
- Der Blick ist nach vorn zum Boden gerichtet.

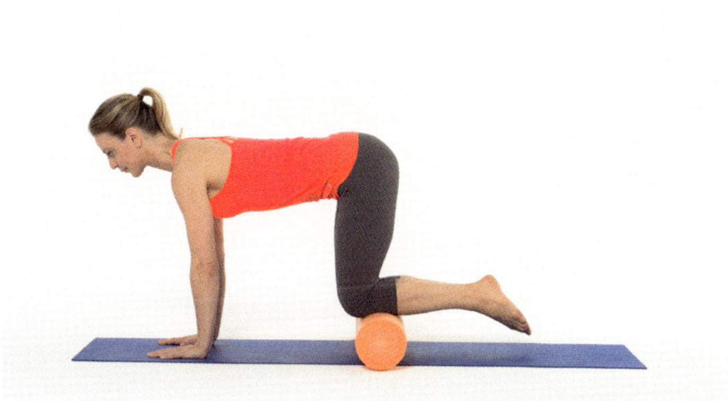

### Ausführung

- Die Knie in Richtung Brust ziehen, sodass sich die Rolle bis zum Fußansatz mitbewegt.
- Dann die Beine wieder strecken und die Rolle bis zum Oberschenkel rollen.
- Bei allen Stützpositionen immer darauf achten, dass der Kopf nicht zwischen den Schultern verschwindet. Die Bauchspannung muss aktiviert sein.

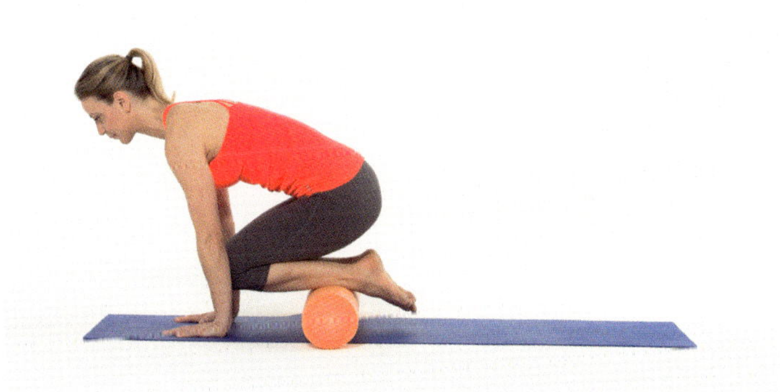

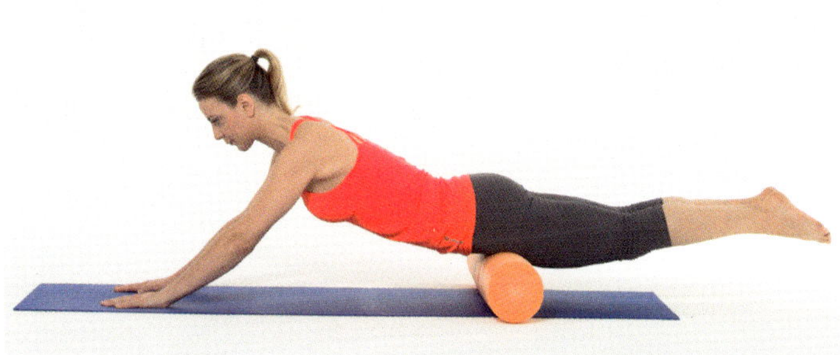

# Oberschenkelvorderseite

Mit dieser Übung werden der große vordere Oberschenkelmuskel und die Frontalfaszie bearbeitet. Beide sind maßgeblich an der Kniestabilität beteiligt und sollten daher fest und flexibel bleiben.

**20 bis 30 Sekunden**

**Material:** Rolle

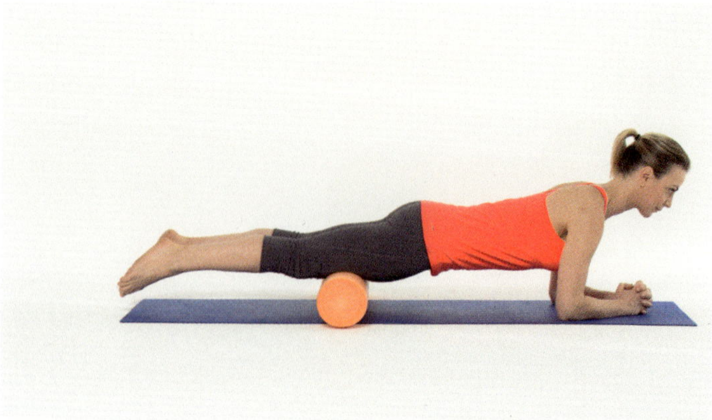

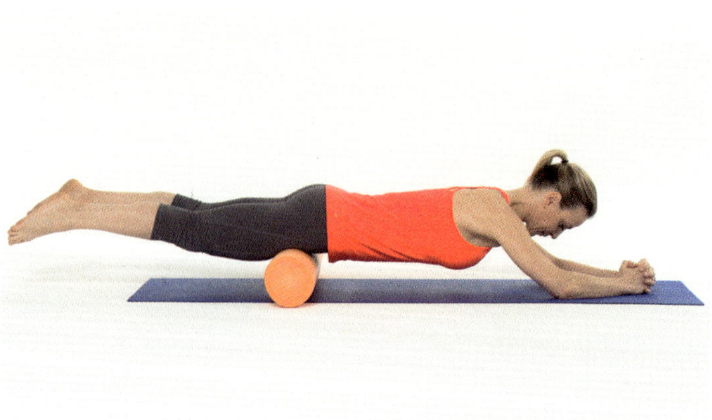

## Ausgangsposition

- Unterarmstütz.
- Die Unterarme liegen flach auf dem Boden.
- Die Ellbogen sind unter den Schultern.
- Die Rolle liegt unter den Oberschenkeln, etwas oberhalb der Knie.
- Die Halswirbelsäule ist gestreckt.

## Ausführung

- Mit den Unterarmen nun den Körper vor- und zurückbewegen, sodass sich die Rolle vom Knieansatz bis hoch in Richtung Becken mitbewegt.
- Dabei darauf achten, dass der Bauch nicht durchhängt, sondern den Po eher oben halten und den Bauchnabel wieder tief nach innen ziehen.

# Oberschenkelrückseite

Weil die Strukturen der Oberschenkelrückseite häufig verkürzt sind, ist es ratsam, Muskulatur und Rückenfaszie in diesem Abschnitt mithilfe der Rolle zu stimulieren.

**20 bis 30 Sekunden**

**Material:** Rolle

## Ausgangsposition

- Sitz auf der Rolle.
- Die Rolle liegt unter den Oberschenkeln.
- Die Hände sind hinter dem Körper aufgestützt.
- Der Po ist in der Luft.

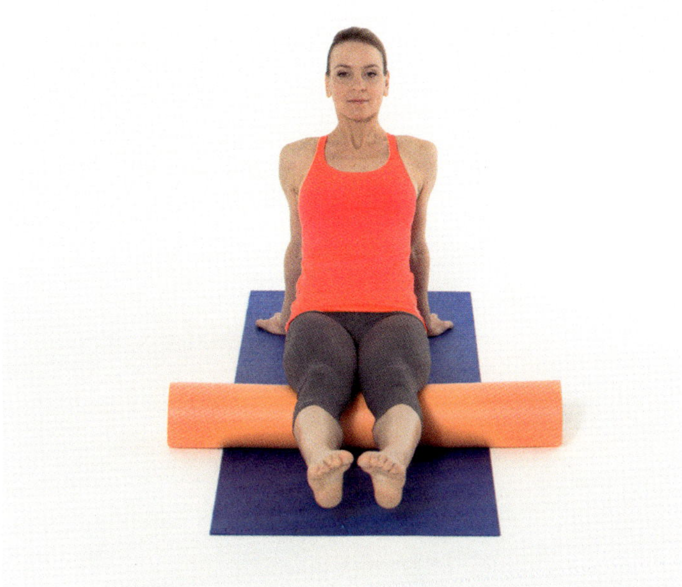

## Ausführung

- Nun die Oberschenkel über die Rolle bewegen,
- erst bis zur Kniekehle,
- danach wieder nach oben in Richtung Po.
- Dabei die Beine abwechselnd nach außen und innen drehen, damit mehr Anteile des großen Beinbeugers und dessen faszialen Zügen auf der Körperrückseite erreicht werden können.

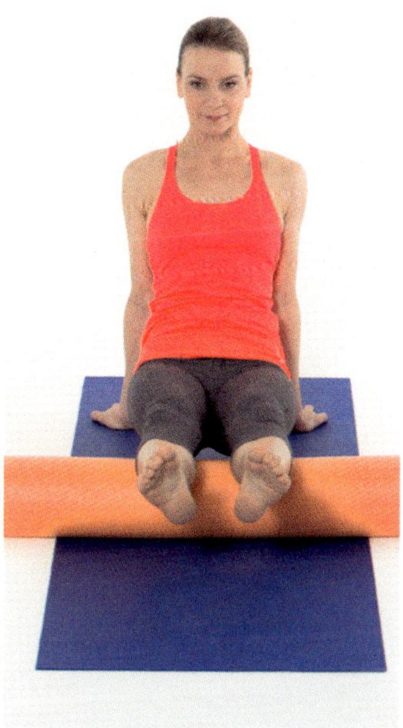

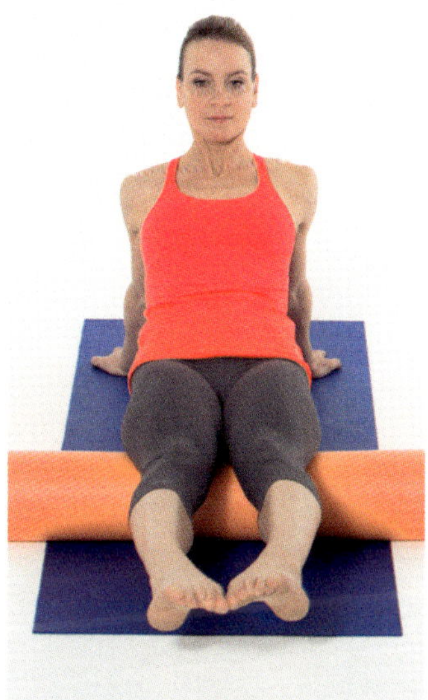

## Oberschenkelinnenseite

» Hüfte und Knie sind über zahlreiche Bandstrukturen und Muskelzüge verbunden. Diese Übung lockert diesen Bereich und fördert festere Innenschenkel und ein straffes Bindegewebe.

**20 bis 30 Sekunden pro Seite**

**Material:** Rolle

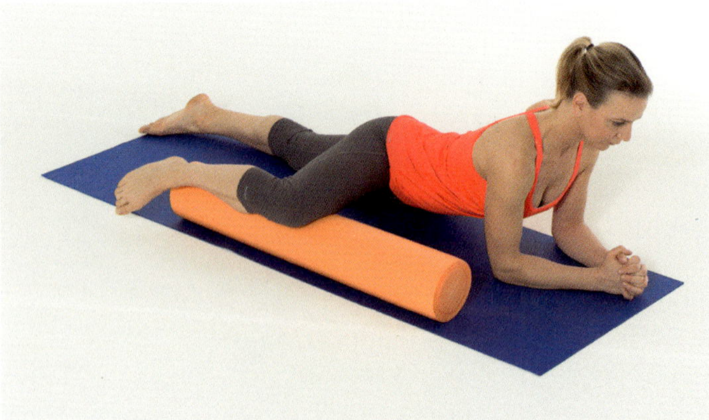

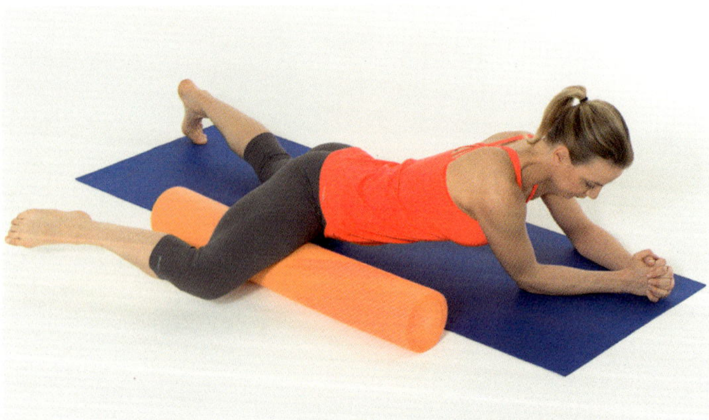

### Ausgangsposition

- Bauchlage.
- Die Unterarme sind aufgestützt.
- Die Rolle liegt rechts neben dem Körper, längs.
- Das rechte Bein ist angewinkelt, das rechte Knie liegt auf der Rolle.
- Das linke Bein ist ausgestreckt.

### Ausführung

- Mit der Rolle langsam vom Knie bis zum Becken nach innen rollen.
- Dabei spüren, wo die Rollbewegung am intensivsten bzw. etwas schmerzhafter ist. An diesem Punkt etwas länger rollen.
- Der Hals ist gestreckt.
- Den Unterarmstütz während der gesamten Übung aktiv halten.

## Oberschenkelaußenseite

Eine Dehnung des breiten Faszienzugs am äußeren Oberschenkel ist sehr angenehm und wirkt kurzfristig entlastend bei Beschwerden im unteren Rücken oder am Ischiasnerv.

**20 bis 30 Sekunden pro Seite**

**Material:** Rolle

### Ausgangsposition

- Seitenlage.
- Die Rolle liegt unterhalb der Hüfte unter dem Körper.
- Der untere Arm ist angewinkelt, der Unterarm ist aufgestützt.
- Der Ellbogen ist unter der Schulter.
- Die andere Hand ist vor dem Körper abgesetzt.
- Das obere Bein ist angewinkelt, der Fuß ist aufgestellt.
- Der Hals ist lang.

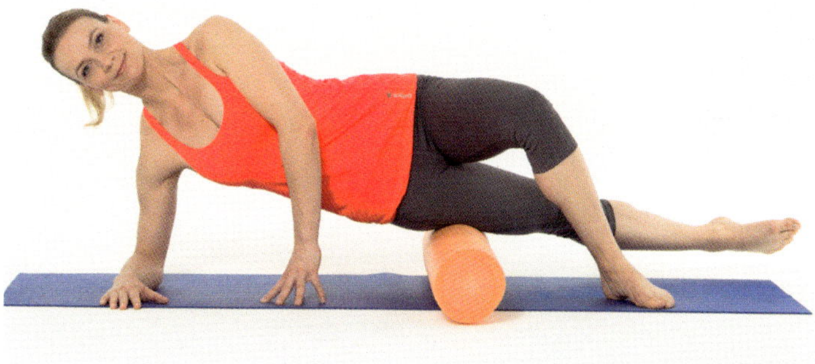

### Ausführung

- Die Rolle langsam von der Hüfte bis zum äußeren Knie bewegen.
- Das Knie dabei leicht nach vorn drehen.
- Das Ohr aktiv weit weg von der Schulter ziehen.
- Anschließend die Seiten wechseln.

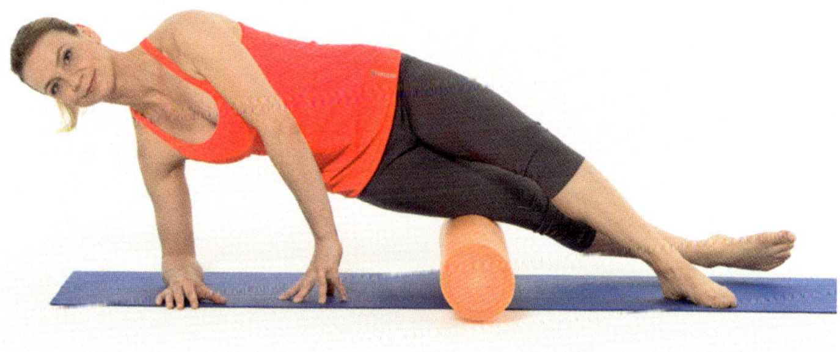

**TIPP:** Diese Rollbewegung ist aufgrund der festen und dicken Faszienstruktur in diesem Bereich oft etwas schmerzhafter.

## Oberschenkel & Gesäß

» Der große Gesäßmuskel ist ein wichtiges Bindeglied zwischen Rücken, Hüfte und Beinen. Damit er nicht unter dauernder Anspannung steht, ist eine regelmäßige Selbstmassage sinnvoll.

**20 bis 30 Sekunden pro Seite**

**Material:** Rolle

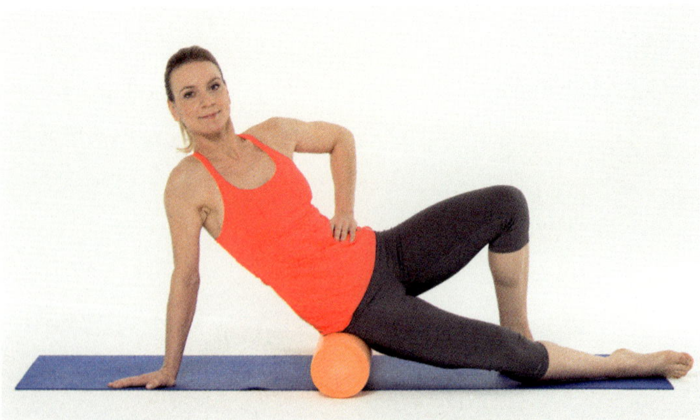

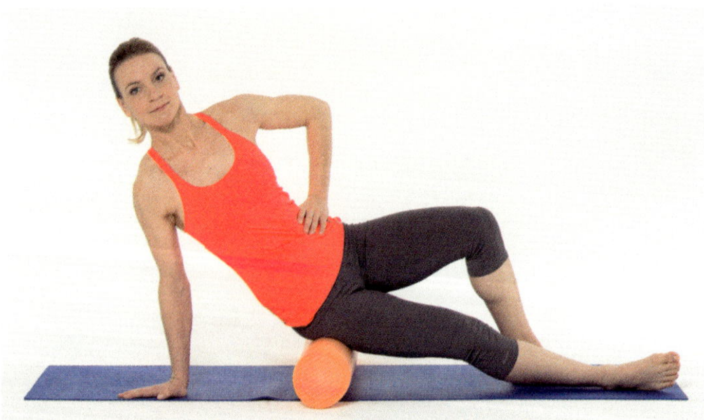

### Ausgangsposition

- Sitz auf der Rolle.
- Die rechte Gesäßhälfte ist auf der Rolle, die rechte Hand ist dahinter abgestützt.
- Die linke Seite ist angehoben.
- Die linke Hand ist in die Hüfte gestützt.
- Das linke Bein ist aufgestellt.
- Das rechte Bein ist leicht angewinkelt, das Knie ist nach außen gedreht, der Fuß liegt locker auf dem Boden.

### Ausführung

- Nun über den Po und außen über die Hüfte rollen.
- Dabei den Oberkörper etwas mitdrehen und selbst erspüren und austesten, wo der Druck am intensivsten ist. Dort bleiben und langsam immer wieder darüber rollen.
- Anschließend die Seiten wechseln.

# Unterer Rücken I

Die Lumbalfaszie im unteren Rückenbereich ist durch die hohe Dichte von Schmerzrezeptoren besonders empfindlich. Die Rollbewegung hält die Strukturen flexibel und geschmeidig.

**20 Sekunden**

**Material:** Rolle

## Ausgangsposition

- Sitz auf dem Boden.
- Die Rolle liegt hinter dem Körper,
- der untere Rücken ist an die Rolle gelehnt.
- Die Arme sind ausgestreckt, die Hände hinter der Rolle abgestützt.
- Die Beine sind aufgestellt.

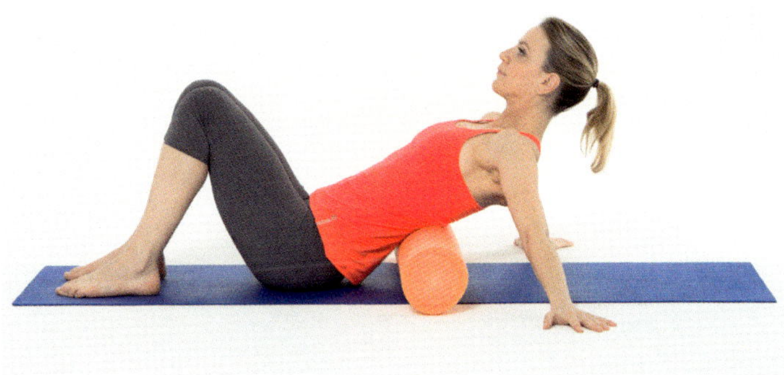

## Ausführung

- Mit den Armen aufstützen und den unteren Rücken auf die Rolle heben.
- Nun mit dem unteren Rücken über die Rolle bewegen ...
- ... und dabei abwechselnd den rechten und linken Muskelstrang neben der Wirbelsäule massieren.
- Den Oberkörper nach rechts oder links mitdrehen.

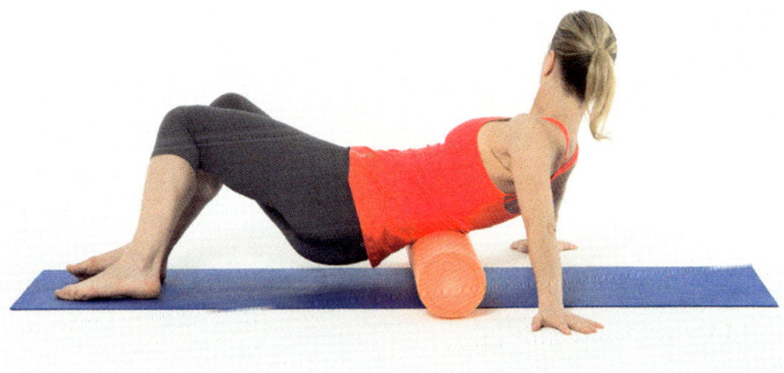

**TIPP:** Um den Effekt zu intensivieren, können Sie die Arme vor der Brust verschränken. Das erfordert jedoch unbedingt eine hohe Bauchspannung.

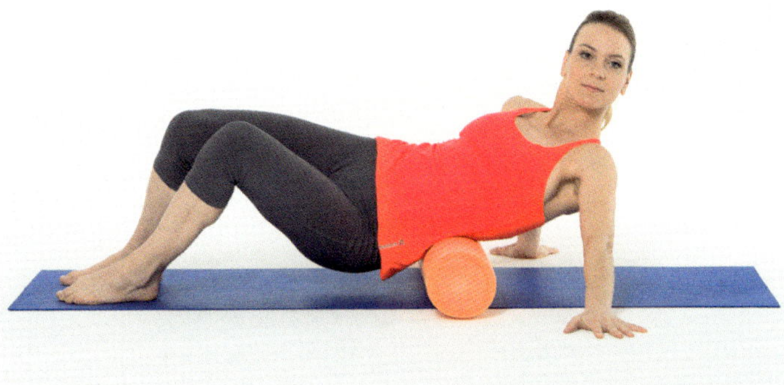

# Unterer Rücken II

» Auch diese Übung trainiert die Lumbalfaszie und entlastet den oft schmerzhaft verspannten Bereich des unteren Rückens.

**30 Sekunden**

**Material:** Rolle

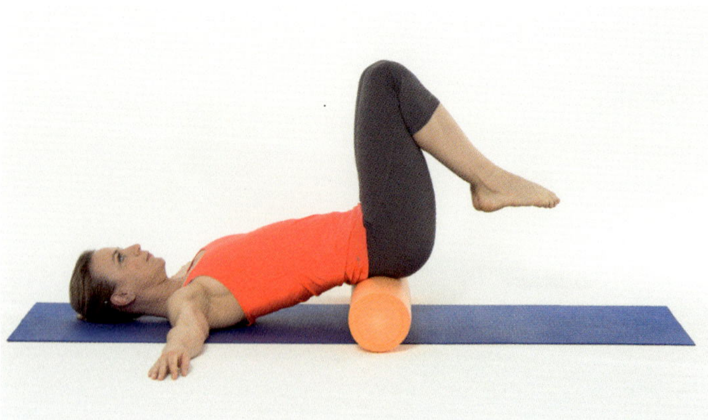

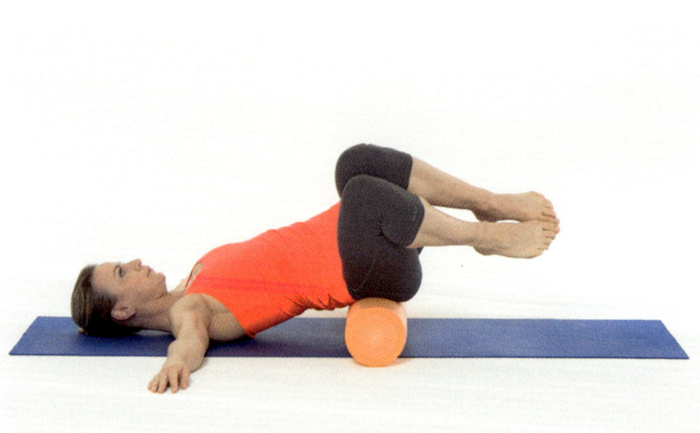

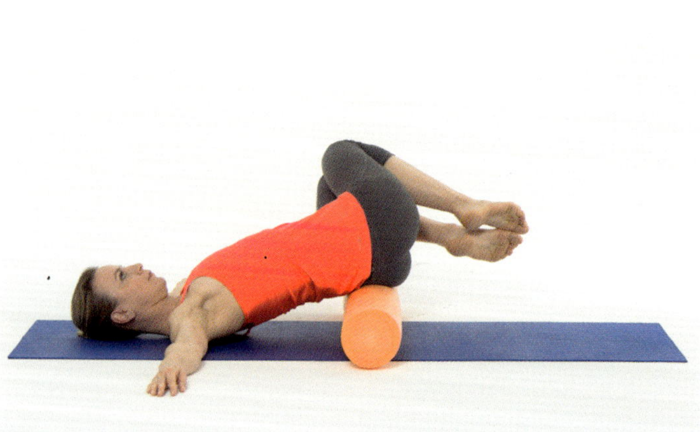

## Ausgangsposition

- Rückenlage.
- Der untere Rücken liegt auf der Rolle.
- Die Beine sind angewinkelt und angehoben.
- Die Arme sind zur Seite gestreckt und liegen auf dem Boden.
- Der Rücken darf nicht im Hohlkreuz sein!

## Ausführung

- Knie und Hüfte nun nach langsam erst nach rechts ...
- ... dann nach links drehen und auf diese Weise das Becken über die Rolle bewegen.
- Dabei die Positionen immer wieder leicht verändern, sodass der untere Rücken möglichst vielseitig massiert und bearbeitet wird.

# Unterer Rücken III

Diese Übung dient ebenfalls der Massage des unteren Rückens, wird diesmal jedoch im Stand ausgeführt.

**Material:** Triggerball, Wand

**30 bis 60 Sekunden pro Seite**

## Ausgangsposition

- Aufrechter Stand mit dem Rücken zur Wand.
- Der Ball ist rechts neben der Wirbelsäule zwischen Wand und Rücken „festgeklemmt".
- Die Füße sind etwas von der Wand entfernt, sodass der Rücken stärker gegen den Ball drückt.
- Die Beine sind leicht gebeugt.

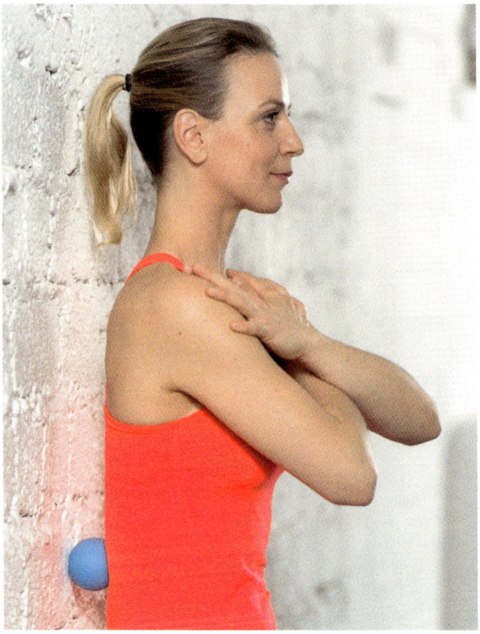

## Ausführung

- Die Beine abwechselnd beugen und strecken und so den Rücken nach oben und unten über den Ball bewegen, sodass der Muskelstrang entlang der Wirbelsäule massiert wird.
- Dann den Ball auf die andere Seite der Wirbelsäule klemmen und den Bewegungsablauf wiederholen.

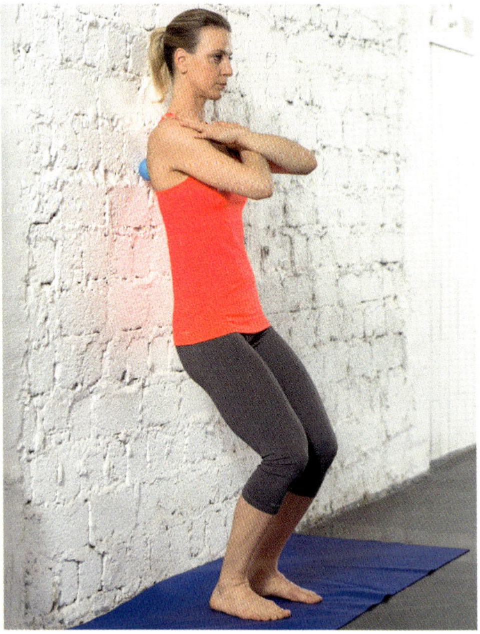

# Oberer Rücken

Die Muskulatur im oberen Rücken, im Schulter- und Nackenbereich ist häufig sehr verspannt und verhärtet. Die punktuelle Massage mit dem Ball fördert die Auflösung dieser Verspannungen.

**30 bis 60 Sekunden**

**Material:** Triggerball, Wand

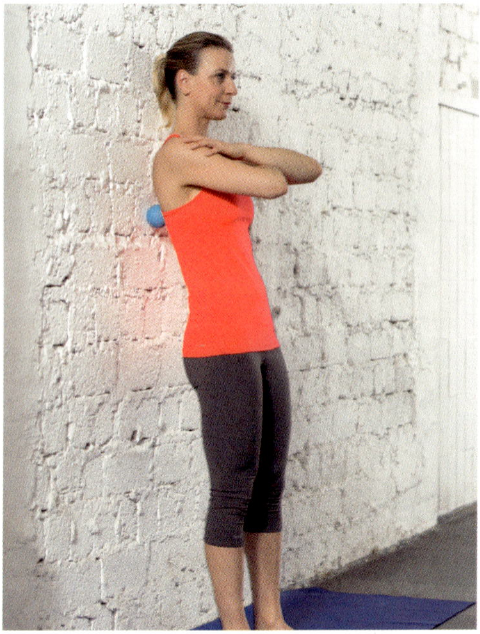

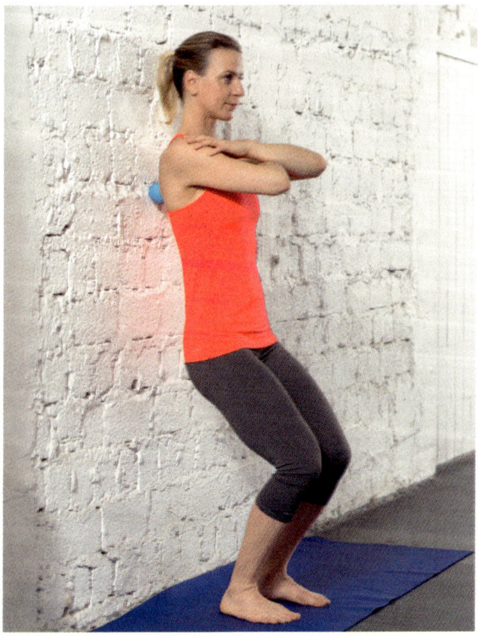

### Ausgangsposition

- Aufrechter Stand mit dem Rücken zur Wand.
- Der Ball ist auf Höhe der Schulterblätter neben der Wirbelsäule zwischen Wand und Rücken „festgeklemmt".
- Der Oberkörper ist gegen die Wand bzw. den Ball gelehnt.

### Ausführung

- Die Beine im Wechsel beugen und strecken und so mit dem Rücken von oben nach unten über den Ball rollen.
- Dann die Richtung wechseln und den Ball von der Wirbelsäule weg zu den Schulterblättern bewegen.
- Zum Abschluss kreisende Bewegungen ausführen.

**TIPP:** Sollte ein Punkt besonders empfindlich sein, diesen länger massieren. Dabei in der Druckstärke variieren.

# Schultern

Verspannungen im Schulterbereich führen häufig zu Schmerzen und Bewegungseinschränkungen. Eine gezielte Selbstmassage mit dem Ball hilft, die Verspannungen aufzulösen.

**30 bis 60 Sekunden pro Seite**

**Material:** Triggerball, Wand

## Ausgangsposition

- Aufrechter Stand mit dem Rücken zur Wand.
- Der Ball ist etwas über den Schulterblättern neben der Wirbelsäule zwischen Wand und Rücken „festgeklemmt“. Er liegt dann etwas unterhalb des großen Muskelstrangs, der vom Hals zur Schulter zieht und häufig verhärtet ist.

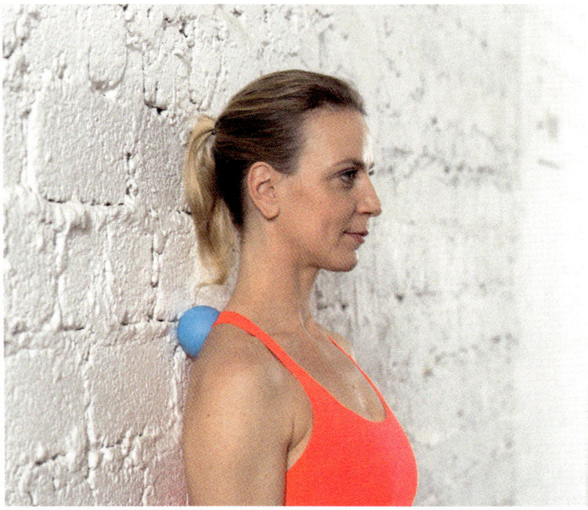

## Ausführung

- Nun den Ball zwischen Schulter und Wirbelsäule an diesem Muskelstrang entlangrollen.
- Die Position immer etwas verändern und dabei den Signalen des Körpers folgen.

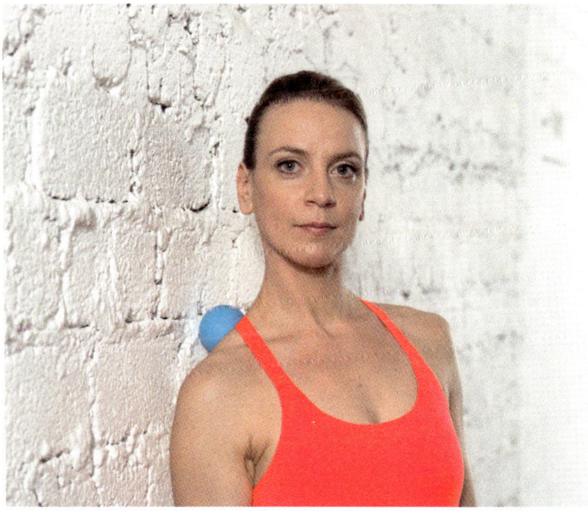

## Nacken

» Gerade auch der Nackenbereich neigt zu Verspannungen, die auch Migräne zur Folge haben können. Eine Selbstmassage wird oft als sehr wohltuend empfunden.

**30 bis 60 Sekunden pro Seite**

**Material:** Triggerball, Wand

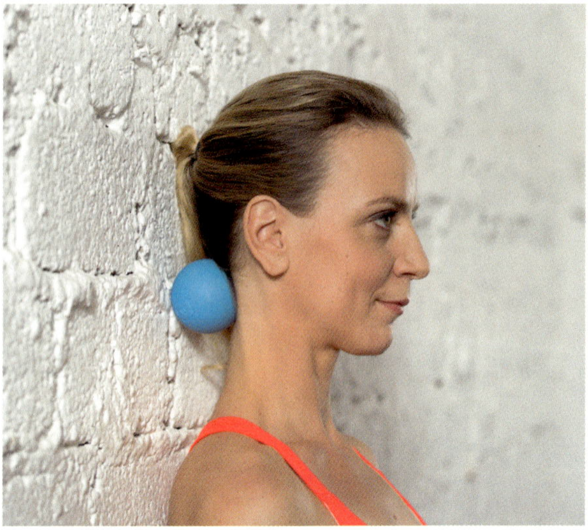

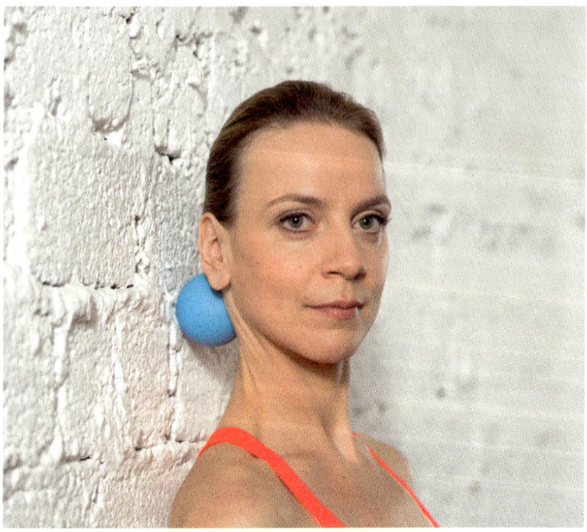

### Ausgangsposition

- Aufrechter Stand mit dem Rücken zur Wand.
- Der Ball ist auf der rechten Nackenseite in Höhe des Haaransatzes zwischen Körper und Wand „festgeklemmt“.
- Das Kinn etwas Richtung Brust neigen, damit der Ball besser hält.

### Ausführung

- Den Oberkörper leicht nach rechts drehen und langsam von oben nach unten über den Ball bewegen, sodass die rechte Nackenmuskulatur massiert wird.
- Dann die Bewegung verändern und den Kopf langsam von rechts nach links drehen.
- Anschließend die Seiten wechseln.

# Seitlicher Rücken

Mit dieser Übung werden Lateral- und Spirallinie aktiviert. Beide sind für einen aufrechten und schwungvollen Gang verantwortlich und verkümmern leider durch häufiges oder langes Sitzen.

**20 bis 30 Sekunden pro Seite**

**Material:** Rolle, Wand

## Ausgangsposition

- Aufrechter Stand seitlich zur Wand.
- Die rechte Körperseite zeigt zur Wand.
- Der rechte Arm ist nach oben gestreckt.
- Die Rolle ist in Brusthöhe zwischen Körper und Wand „festgeklemmt“.

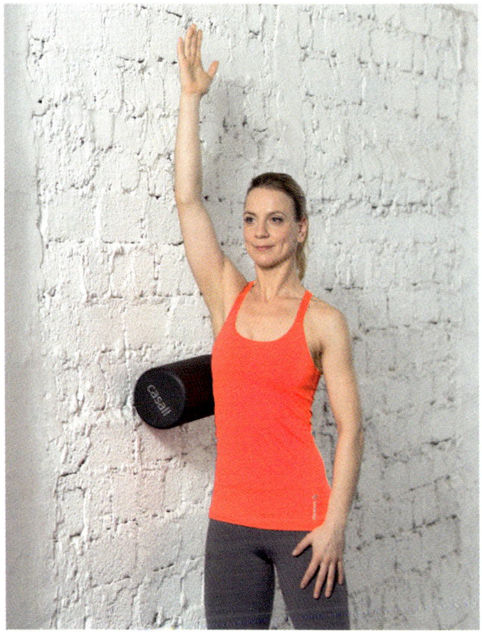

## Ausführung

- Die Beine beugen und strecken und so mit der Körperseite längs über die Rolle bewegen.
- Anschließend die Seiten wechseln.

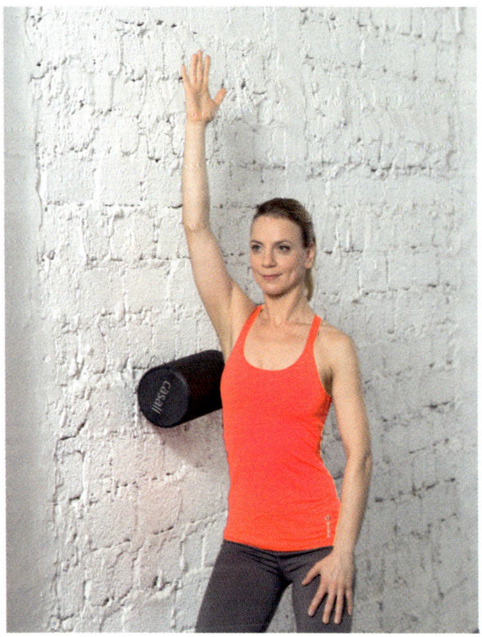

# Oberarm

» Mit dieser Übung wird die Oberarmfaszie, die mehrere Muskeln umgibt, massiert und stimuliert. Besonders bei Tätigkeiten mit viel Armeinsatz ist die Pflege dieser Faszie ratsam.

**20 bis 30 Sekunden pro Seite**

**Material:** Rolle, Wand

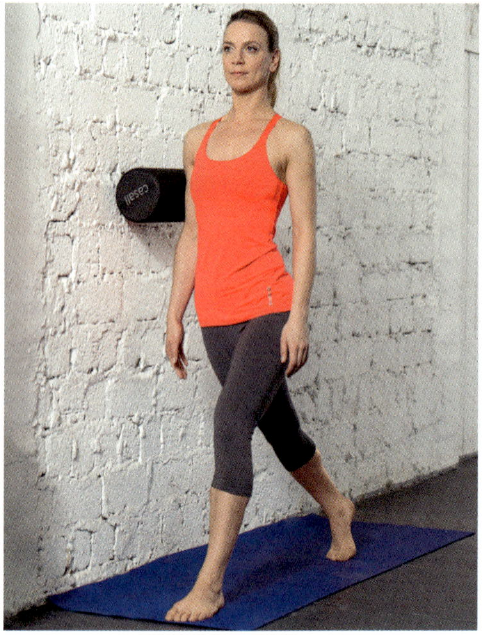

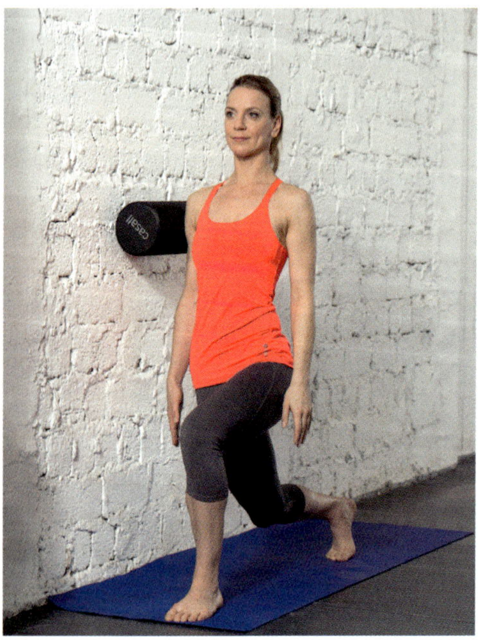

## Ausgangsposition

- Ausfallschritt seitlich zur Wand.
- Die Rolle ist zwischen dem äußeren Oberarm und der Wand „festgeklemmt".

## Ausführung

- Durch Beugen der Beine den Oberarm über die Rolle bewegen, dabei den Arm abwechselnd in verschiedene Richtungen drehen.
- Durch etwas mehr Druck kann die Rollbewegung intensiviert und gesteuert werden.
- Anschließend die Seiten wechseln.

# Trizeps

Der Trizeps verkümmert häufig im Alltag, deshalb kommen auch die Faszienbahnen um den Trizeps kaum zum Einsatz. Ein Grund, diesen Bereich im Training nicht zu vergessen.

**20 bis 30 Sekunden pro Seite**

**Material:** Rolle

## Ausgangsposition

- Vierfüßlerstand.
- Die Rolle liegt zwischen den Armen.
- Die Arme sind gestreckt und der Hals ist lang.

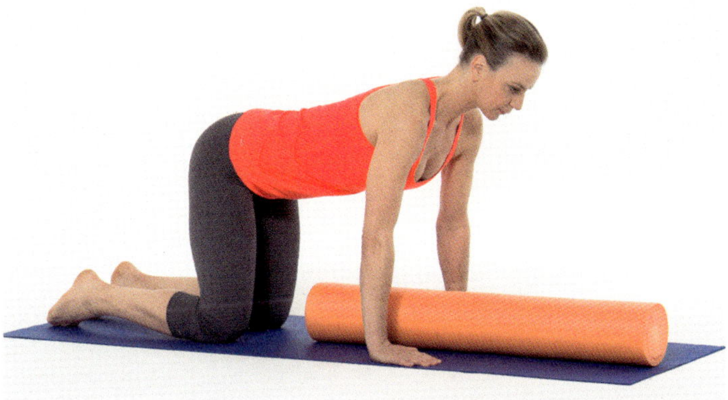

## Ausführung

- Nun den linken Arm unter dem rechten hindurchführen und mit der Oberarmrückseite auf der Rolle ablegen.
- Den Kopf leicht nach links drehen.
- Den Arm jetzt vor und zurückführen, sodass er vom Ellbogen bis zur Schulter über die Rolle gleitet.
- Anschließend die Arme wechseln.

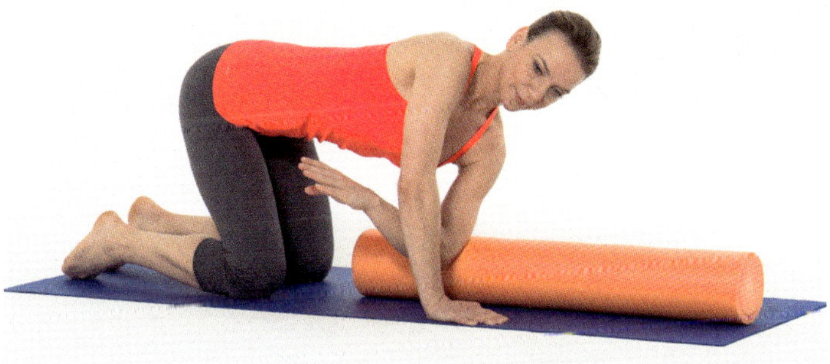

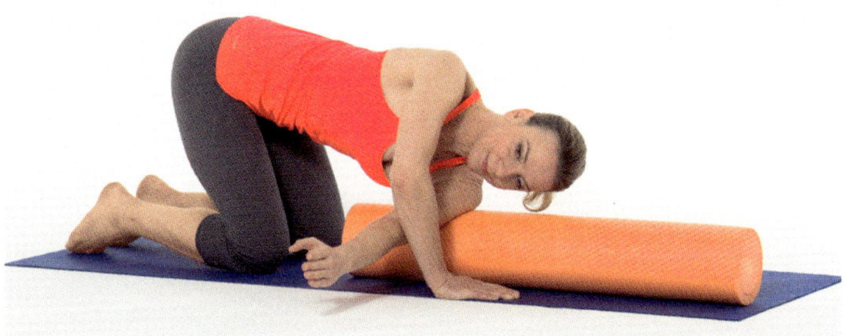

# Unterarm

» Diese Übung ist zum Beispiel nach langen Schreibarbeiten empfehlenswert. Das Ausrollen der Faszien im Unterarm sorgt für Entspannung und Entlastung der Strukturen.

**20 bis 30 Sekunden pro Seite**

**Material:** Rolle

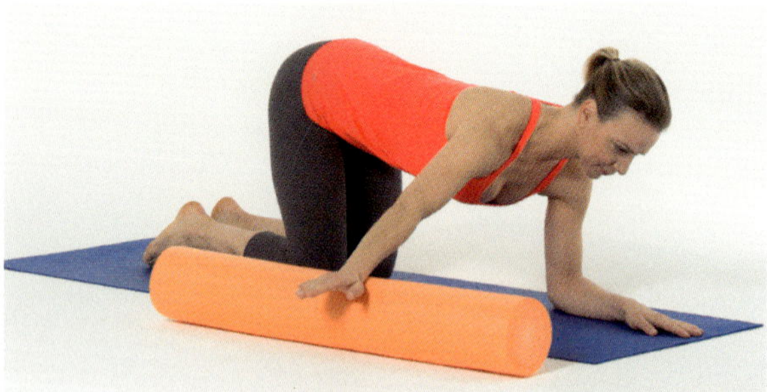

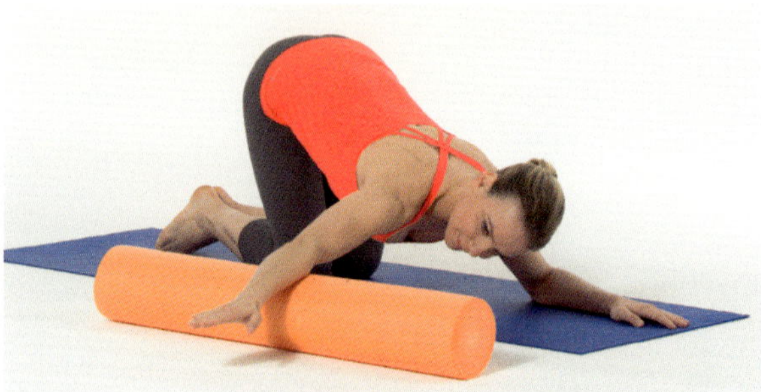

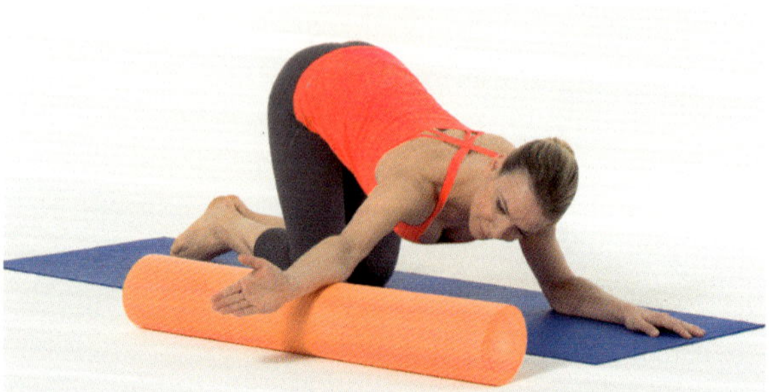

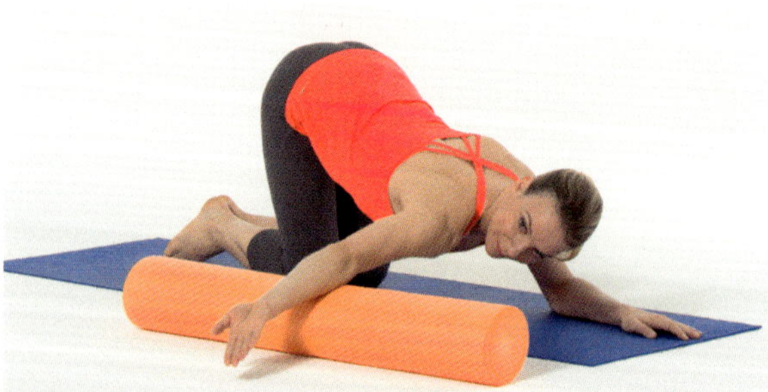

## Ausgangsposition

- Vierfüßlerstand.
- Die Rolle liegt rechts neben dem Körper.
- Der rechte Arm ist zur Seite ausgestreckt, der Unterarm liegt auf der Rolle.
- Der linke Unterarm ist auf dem Boden aufgestützt.

## Ausführung

- Nun den Arm über die Rolle schieben, sodass sich die Rolle zwischen Ellbogen und Handgelenk hin und her bewegt.
- Den Arm dabei etwas nach vorn und hinten drehen.
- Anschließend die Arme wechseln.

**TIPP:** Alternativ kann die Übung auch direkt am Schreibtisch durchgeführt werden. Dazu am besten den Ball unter den Arm legen und dieselbe Bewegung durchführen.

## Brust & Schulter

Die Faszie entlang der gesamten Körpervorderseite umschließt auch den großen Brustmuskel und hält diesen in seiner Funktion beweglich. Diese Faszie sollte unbedingt flexibel bleiben.

**20 bis 30 Sekunden pro Seite**

**Material:** Rolle

### Ausgangsposition

- Vierfüßlerstand.
- Die rechte Schulter liegt auf der Rolle.
- Der Kopf ist nach rechts gedreht.
- Der linke Unterarm liegt auf dem Boden.

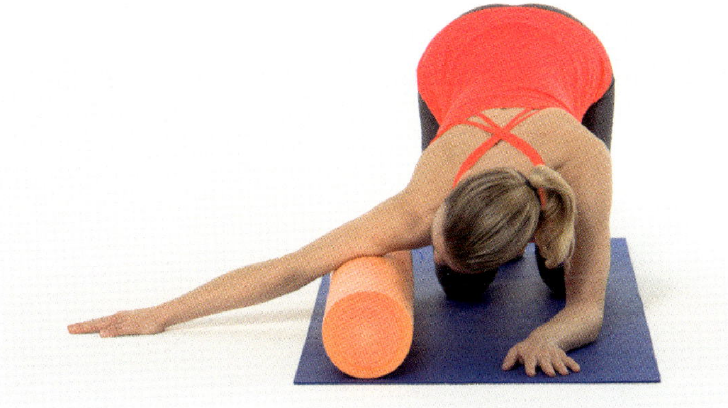

### Ausführung

- Langsam und vorsichtig erst in Richtung Brustansatz rollen …
- … und dann wieder zurück.
- Der Bewegungsraum ist hier sehr gering, daher sind die Bewegungen eher klein.

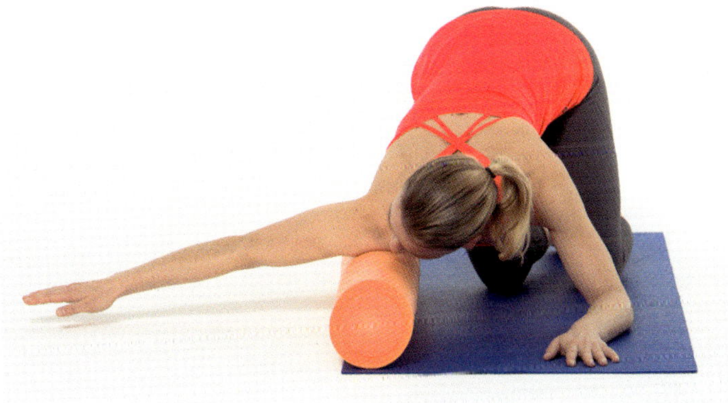

# Rumpfvorderseite

» Diese Position belebt die Faszie in der Rumpfvorderseite und hält die Wirbelsäule beweglich. Sie sollte sehr langsam und behutsam ausgeführt werden.

**5 Atemzüge**

**Material:** Rolle

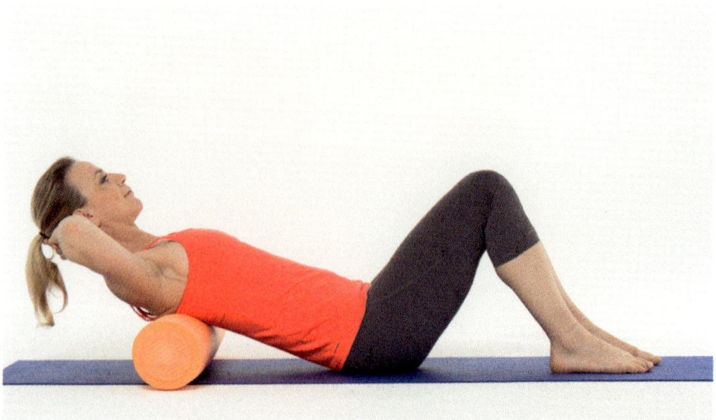

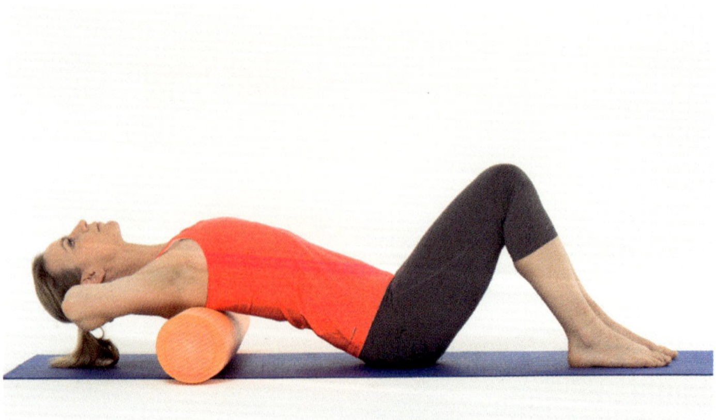

## Ausgangsposition

- Rückenlage.
- Die Füße sind aufgestellt.
- Die Rolle liegt etwa in der Höhe der Schulterblätter unter dem Rücken;
- der Rücken ist an die Rolle gelehnt.
- Die Hände liegen am Hinterkopf.

## Ausführung

- Den Oberkörper vorsichtig weiter nach hinten lehnen.
- Den Kopf in der Bewegung mitführen, aber nicht nach hinten fallen lassen.
- Der Kopf ruht in den Händen.
- Tief einatmen und dabei den Brustkorb heben, sodass sich die Rippen etwas nach außen bewegen.
- Den Bauchnabel tief nach innen halten.
- Beim Ausatmen darauf achten, dass sich die Rippen und der Brustkorb wieder absenken.

**TIPP:** Führen Sie die Bewegung nur so weit aus, wie sie angenehm und nicht schmerzhaft ist. Halten Sie immer die Bauchspannung. Sobald ein unangenehmes Gefühl oder Unsicherheit auftritt, lassen Sie diese Übung erst einmal aus.

# Gesamter Rumpf

Diese Übung eignet sich sehr gut, um die Wirbelsäule in ihrer ganzen Länge zu bewegen. Dabei wird insbesondere die Lumbalfaszie gedehnt.

10

**Material:** Rolle

## Ausgangsposition

- Fersensitz.
- Die Rolle liegt vor dem Körper, die Hände liegen flach auf der Rolle, die Arme sind ausgestreckt.
- Der Kopf liegt zwischen den Armen.
- Der Rücken ist lang und gestreckt.

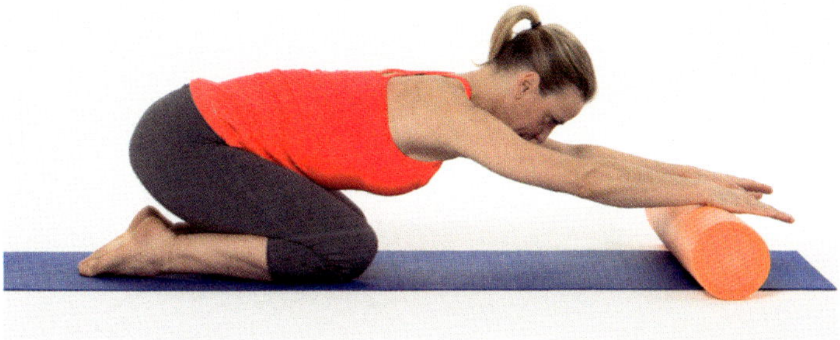

## Ausführung

- Nun tief einatmen,
- dabei den Rücken runden und dadurch die Rolle zum Körper heranziehen.
- Das Kinn geht mit zur Brust.
- Die Arme bleiben lang.
- Beim Ausatmen den Rücken wieder strecken und die Rolle zurück nach vorn bewegen.

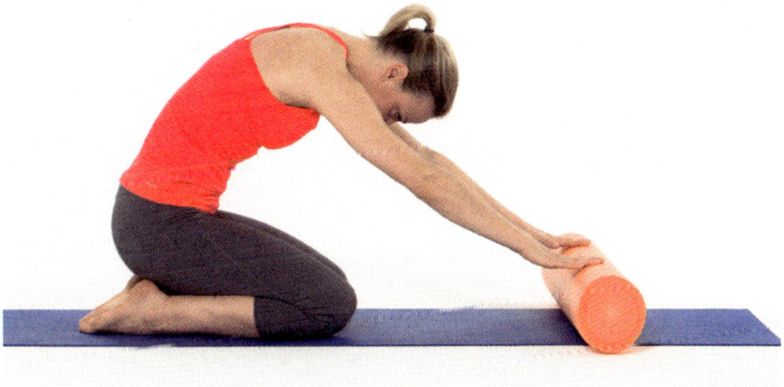

Stretching sollte im Alltag regelmäßig stattfinden. Dabei ist es wichtig, auch alle zur Verkürzung neigende Muskeln einzubeziehen. Die nächsten Übungen decken daher alle wichtigen Körperregionen ab, um den Körper in einer muskulären und faszialen Balance zu halten. Jede Bewegung in der Dehnung sollte langsam und kontrolliert durchgeführt werden.

## Schulter-Stretch

» Diese Übung dehnt und entlastet die empfindliche und häufig verhärtete Schulter-Nacken-Region. Sie erreicht die Muskulatur zwischen den Schulterblättern und sorgt für mehr Beweglichkeit.

**10 Sekunden pro Seite**

**Muskelgruppe:** Schultern, Nacken

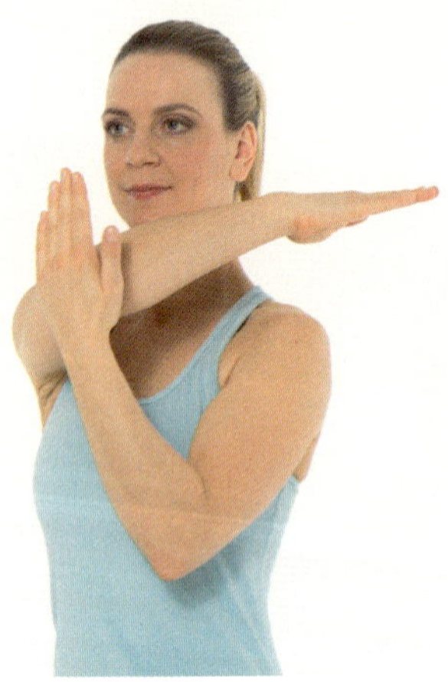

### Ausgangsposition

- Stabiler Stand.
- Der rechte Arm ist vor dem Körper angewinkelt, etwas über Brusthöhe.
- Die linke Hand liegt am rechten Ellbogen.

### Ausführung

- Den rechten Ellbogen leicht in Richtung Körper drücken und dabei vorsichtig den Kopf zur rechten Schulter drehen.
- Anschließend die Arme wechseln.

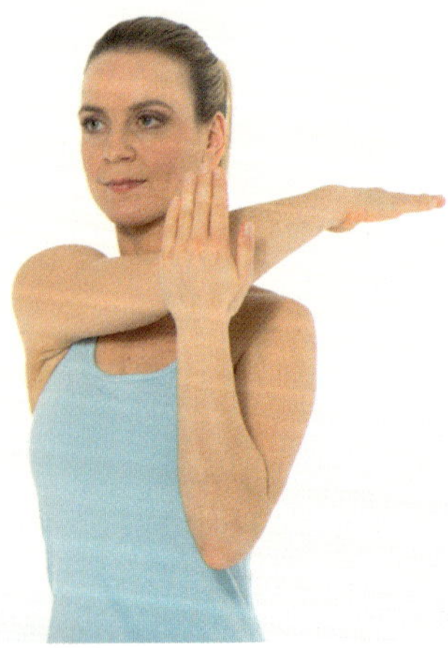

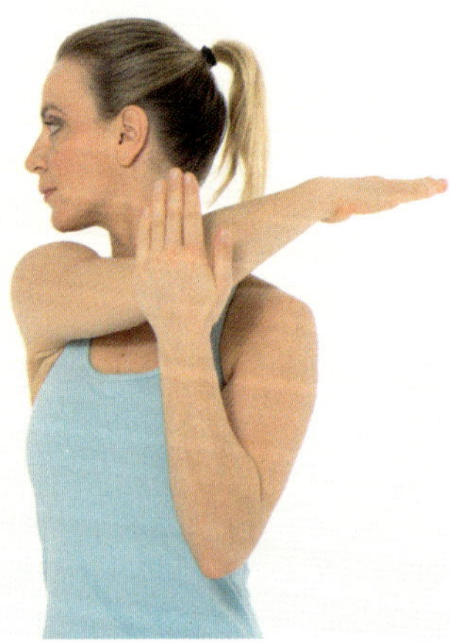

# Mobilisierung von Nacken und Wirbelsäule

Das Kopfkreisen mobilisiert Kopfgelenk und Halswirbelsäule. Diese Bewegung sollte behutsam und möglichst oft am Tag durchgeführt werden, ob im Schneidersitz, auf dem Stuhl oder im Stehen.

**8 pro Seite**

**Muskelgruppe:** Nacken

## Ausgangsposition

- Schneidersitz.
- Die Wirbelsäule ist aufgerichtet.
- Die Fingerspitzen liegen an den Schläfen, die Ellbogen sind nach außen gezogen.

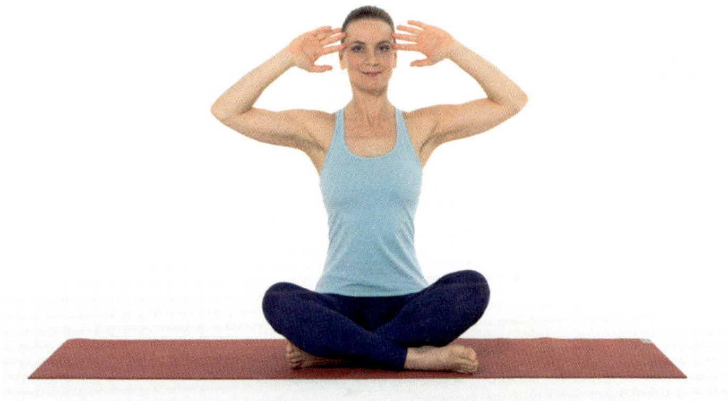

## Ausführung

- Den Oberkörper zur rechten Seite neigen, den Ellbogen nach rechts unten führen.
- Langsam mit dem Kinn eine Kreisbewegung über die Brust zur anderen Seite ausführen.
- Dabei in der ganzen Brustwirbelsäule runden, also einen Buckel machen.
- Mit dem Kopf weiter kreisen, ohne ihn in den Nacken zu legen.
- Anschließend die Richtung wechseln.

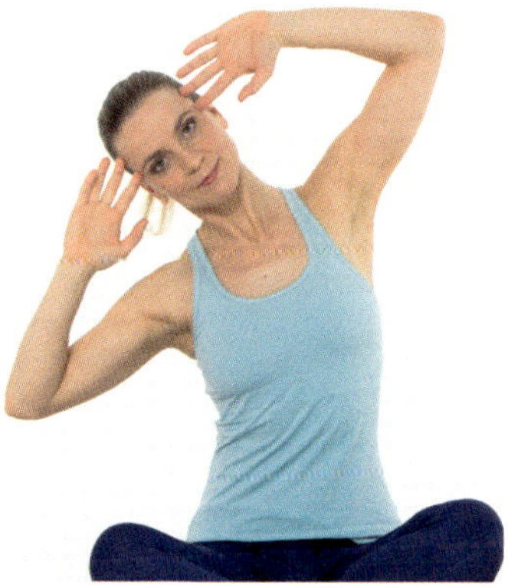

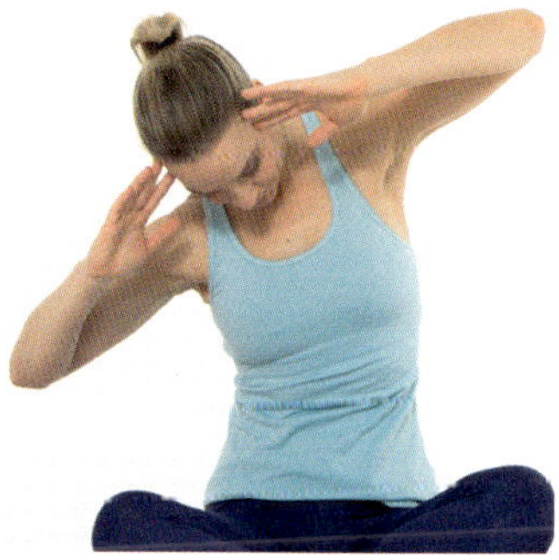

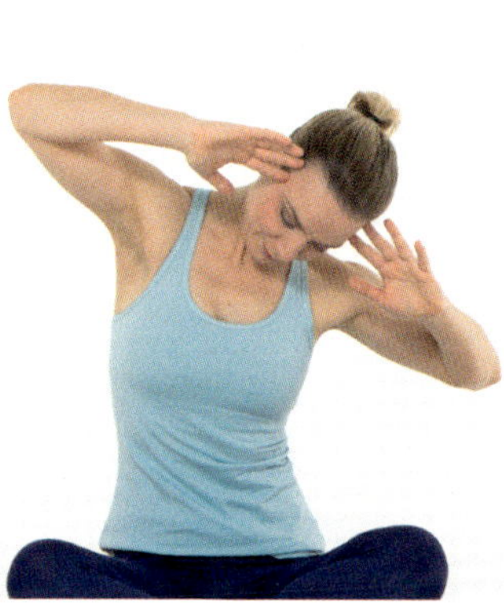

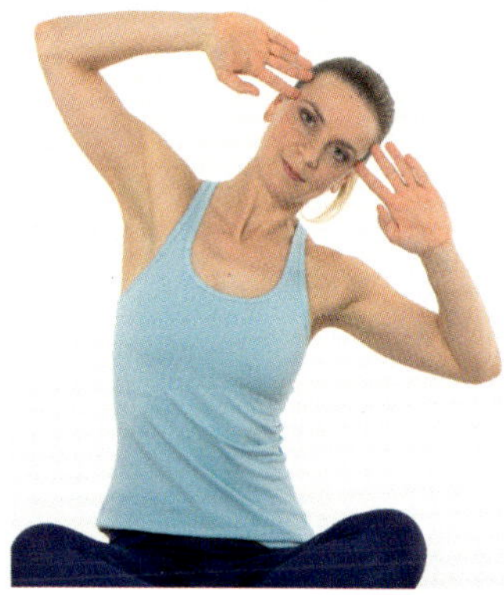

**TIPP:** Schließen Sie am besten die Augen und stellen sich vor, sie würden mit der Nasenspitze einen kleinen Kreis im Spiegel zeichnen.

# Dehnen der Po- und Oberschenkelaußenseite

» In der folgenden Position werden die Oberschenkelaußenseite bzw. der Po und der untere Rücken, also die empfindsame Lumbalfaszie, gedehnt. Sie kann im Bereich des Ischiasvervs druckentlastend wirken.

**15 Sekunden**

**Muskelgruppe:** Po, Rücken

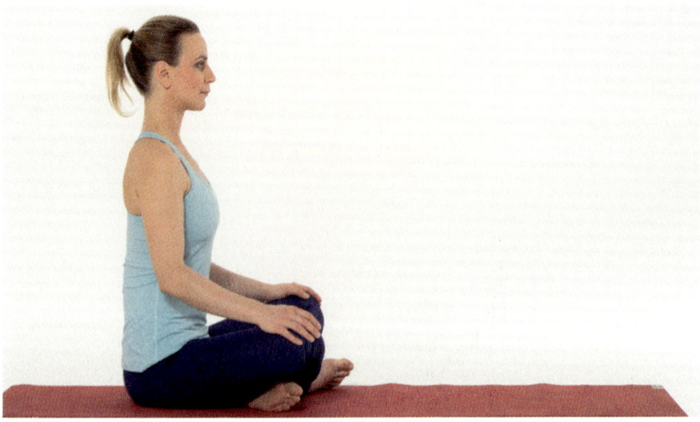

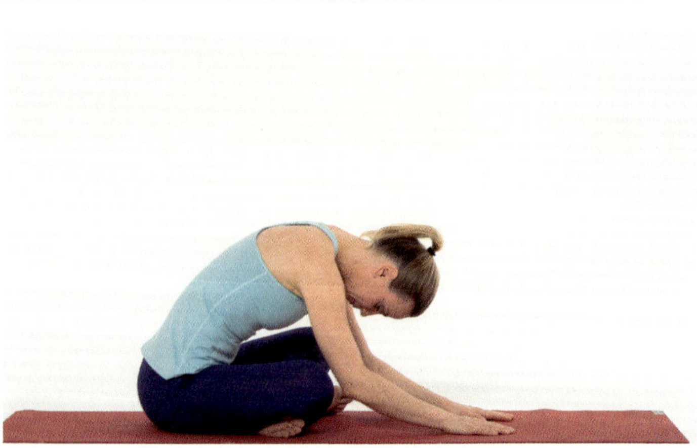

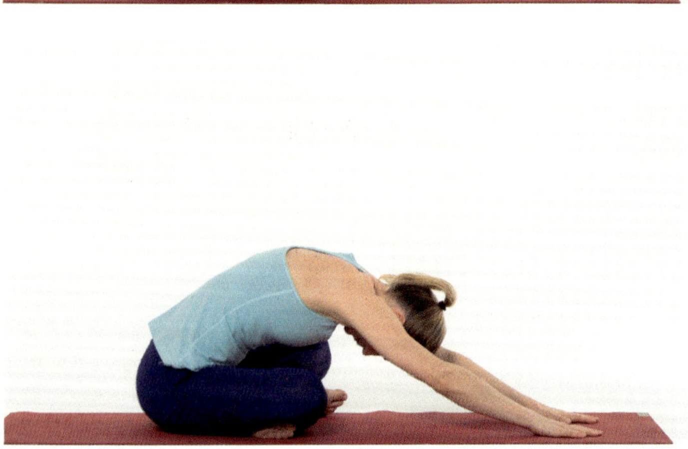

## Ausgangsposition

- Schneidersitz.
- Die Arme liegen locker auf den Knien.
- Der Oberkörper ist aufgerichtet.

## Ausführung

- Nun die Arme vor dem Körper auf dem Boden ablegen, den Kopf locker hängen lassen.
- Bei jedem Ausatmen die Arme weiter strecken und mit den Händen ein Stückchen weiter nach vorn wandern, bis eine Dehnung im Rücken spürbar ist.

## Dehnen der Beinrückseite und des unteren Rückens

Diese Übung bringt den häufig verkürzten Hüftbeuger und den hinteren Oberschenkel wieder auf Länge und verbessert damit auch die Faszienaktivität in der Körpervorder- und -rückseite.

**5 pro Seite**

**Muskelgruppe:** Beinrückseite, Hüftbeuger

### Ausgangsposition

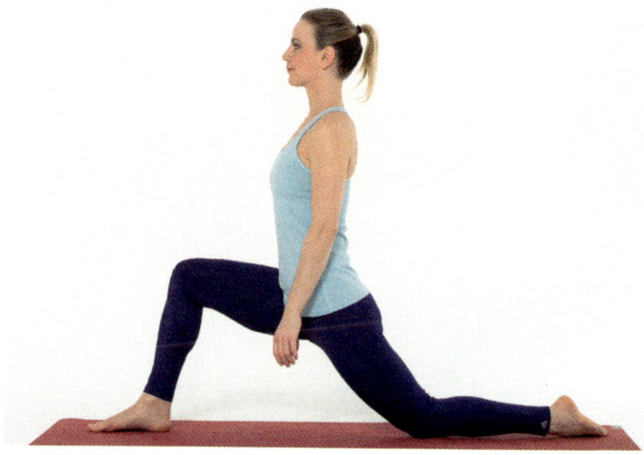

- Kniestand.
- Das rechte Bein ist im rechten Winkel gebeugt und vor dem Körper aufgestellt.
- Das linke Knie ist weit hinter der Hüfte aufgesetzt, sodass schon eine leichte Dehnung in der rechten, vorderen Hüftregion fühlbar ist.

### Ausführung

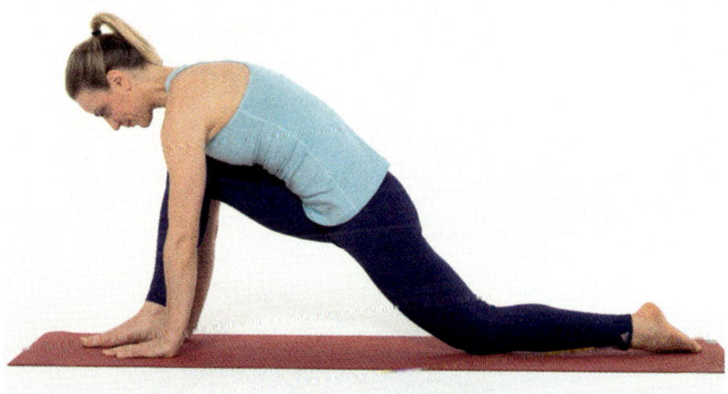

- Beide Hände links und rechts neben dem vorderen Fuß auf dem Boden absetzen.
- Den Kopf locker hängen lassen.
- Das rechte Bein strecken, die Fußspitze anziehen und den Po zurückschieben.
- Im linken Knie entsteht ein rechter Winkel.
- Dann das vordere Bein wieder beugen.
- Den gesamten Ablauf fünfmal langsam durchführen.
- Anschließend die Beine wechseln.

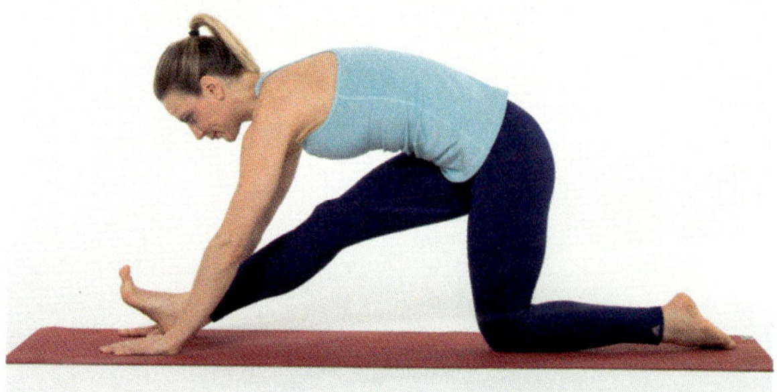

**TIPP:** Wenn Sie nicht mit den Handflächen auf den Boden kommen, können Sie auch nur die Fingerspitzen aufsetzen.

# Dehnen des Hüftbeugers

Je weniger wir gehen, desto seltener kommt der Hüftbeuger zum Einsatz. Diese Übung sorgt für einen Ausgleich, gerade bei langem Sitzen, und erhält die Beweglichkeit.

5 pro Seite

**Muskelgruppe:** Hüftbeuger, seitlicher Rücken

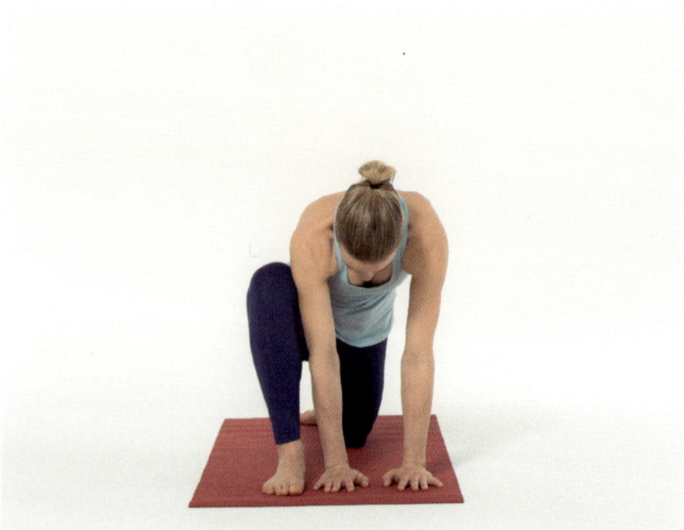

### Ausgangsposition

- Kniestand.
- Das rechte Bein ist vorn, das Knie bildet einen rechten Winkel.
- Das linke Knie liegt weit hinter der Hüfte auf dem Boden.
- Beide Hände sind links neben dem rechten Fuß aufgesetzt.
- Den Kopf zunächst noch hängen lassen.

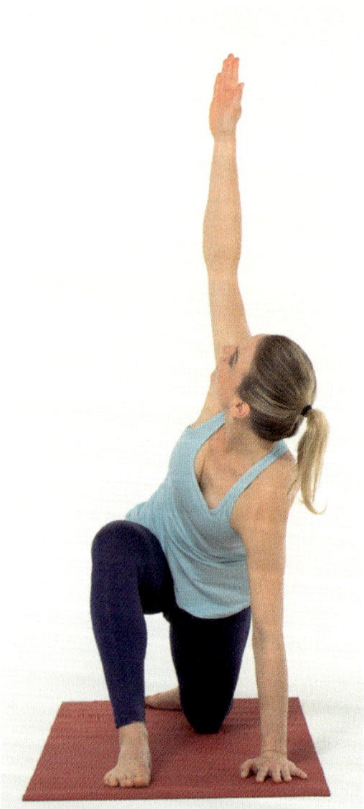

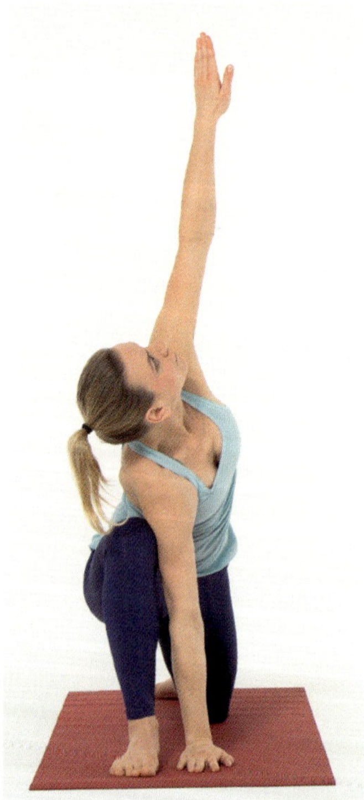

### Ausführung

- Den rechten Arm so weit wie möglich nach oben strecken, der Blick folgt der Hand.
- Dann den Arm wieder senken ...
- ... und den linken Arm nach oben strecken.
- Im Wechsel bleiben.
- Anschließend die Beine wechseln.

# Mermaid-Stretch

Diese Übung dehnt und flexibilisiert Lateral- und Spirallinie im Rumpfbereich. Je flexibler Muskulatur und Bindegewebsstrukturen in diesem Bereich sind, desto beweglicher wird die Wirbelsäule.

**10 Sekunden pro Seite**

**Muskelgruppe:** seitlicher Bauch und Rücken

### Ausgangsposition

- Sitz auf dem Boden.
- Beide Beine sind nach rechts angewinkelt, sodass das Gewicht nur auf der linken Gesäßhälfte liegt.

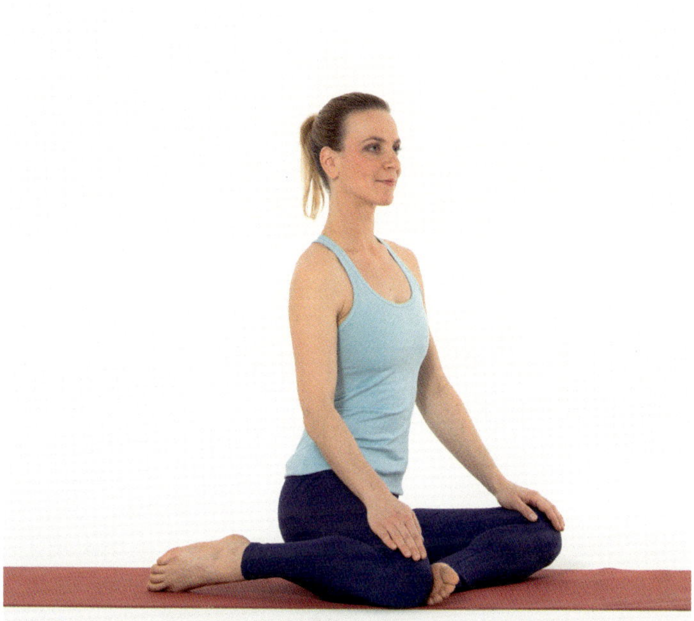

### Ausführung

- Nun mit der rechten Hand an den rechten Fuß greifen.
- Den linken Arm über Kopf nach rechts ziehen, sodass eine leichte Kurve im Oberkörper und eine deutliche Dehnung in der linken Körperseite entsteht.
- Anschließend die Seiten wechseln.

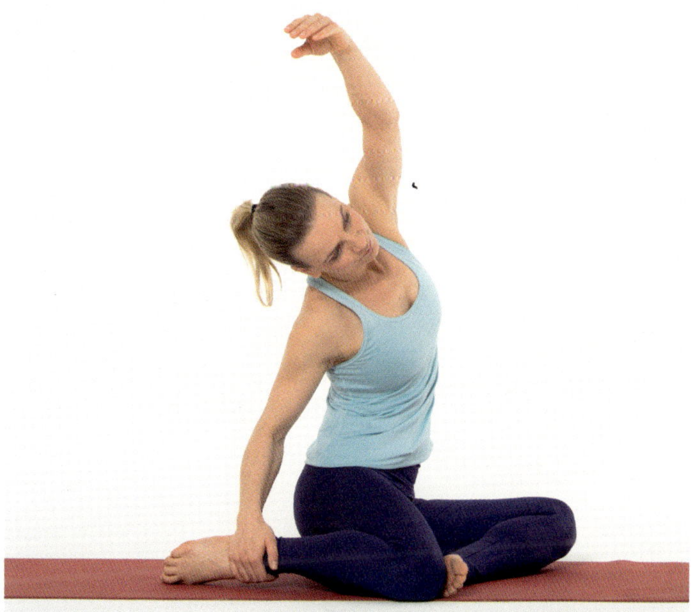

# Mobilisierung der Brustwirbelsäule

» Diese Übung sorgt für eine mobile Brustwirbelsäule und dehnt die Faszien der Körperseite. Die Armführung verstärkt die Dehnung der zwischen den Rippen liegenden Muskeln.

**20 bis 30 Sekunden pro Seite**

**Muskelgruppe:** seitlicher Bauch und Rücken, Brust und Schultern

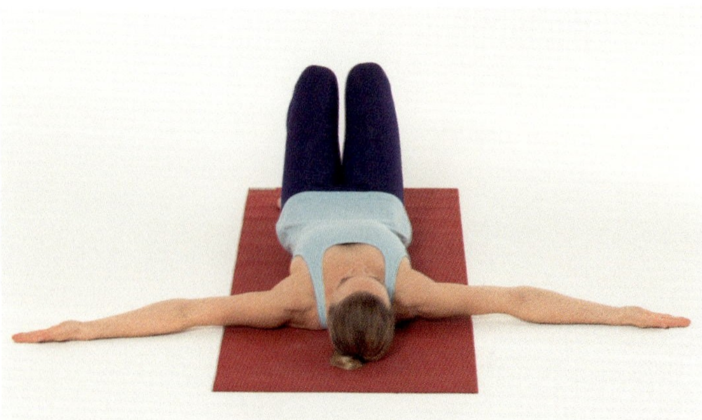

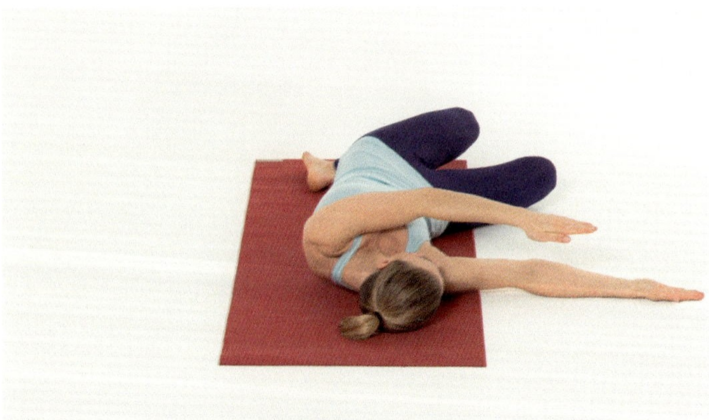

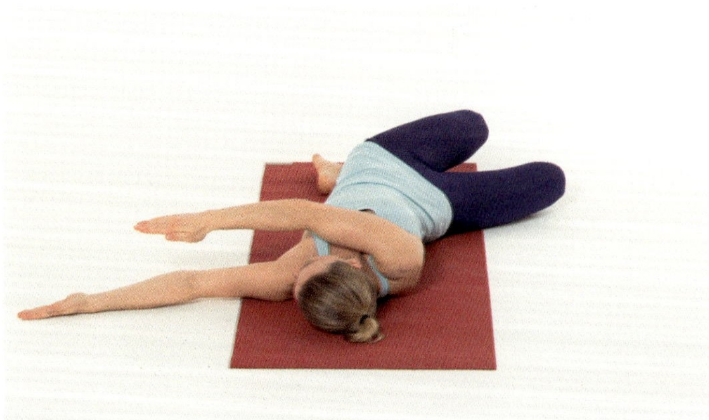

## Ausgangsposition

- Rückenlage.
- Die Arme sind gestreckt zur Seite abgelegt, die Handflächen zeigen nach oben.
- Die Beine sind aufgestellt.

## Ausführung

- Beide Beine vorsichtig nach rechts drehen.
- Die Knie und Füße können sich lösen und möglichst locker liegen bleiben.
- Nun den Kopf langsam nach rechts drehen, den linken Arm mitnehmen und ihn so weit wie möglich zum rechten Arm führen.
- Dann den Arm wieder zurückführen.
- Nun die Arme wechseln, also den rechten Arm zum linken führen, dabei den Kopf mitdrehen.
- Anschließend die Beine zur anderen Seite drehen und die Übung noch einmal ausführen.

# Dehnen der Brust- und Schulterblattmuskeln

Diese Übung dehnt abwechselnd die Muskeln im oberen Rücken und die Brustmuskulatur. So lässt sich einer Dysbalance im oberen Rücken vorbeugen.

**5 pro Seite**

**Muskelgruppe:** Schultern, oberer Rücken, Brust

### Ausgangsposition

- Aus dem Vierfüßlerstand den Po nach hinten schieben und über den Füßen ablegen.
- Die Arme vor dem Körper ausstrecken und ablegen.
- Die Stirn berührt den Boden.

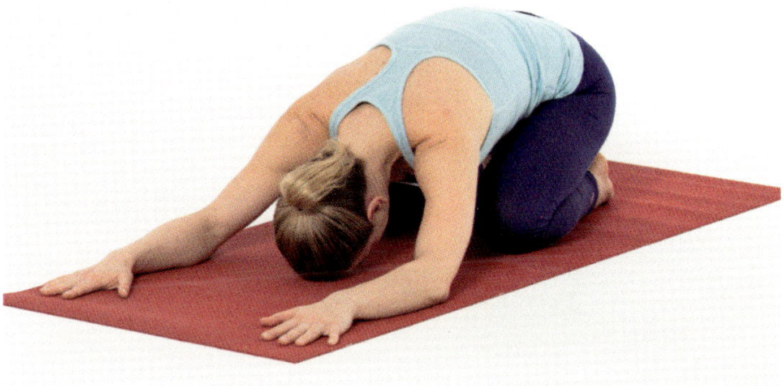

### Ausführung

- Den rechten Arm unter der linken Achsel durchführen und mit dem Handrücken auf dem Boden ablegen.
- Die rechte Schulter und der Kopf folgen der Bewegung.
- Den Arm dann langsam zurückholen und in einer fließenden Bewegung, ohne den Arm abzulegen, zur anderen Seite austrecken.
- Die Hand flach auf den Boden legen.
- Die rechte Schulter in Richtung Boden drehen, bis ein Dehneffekt in der rechten Brust spürbar ist.
- Der Kopf ist zur Brust geneigt. Der Po hebt sich dabei.

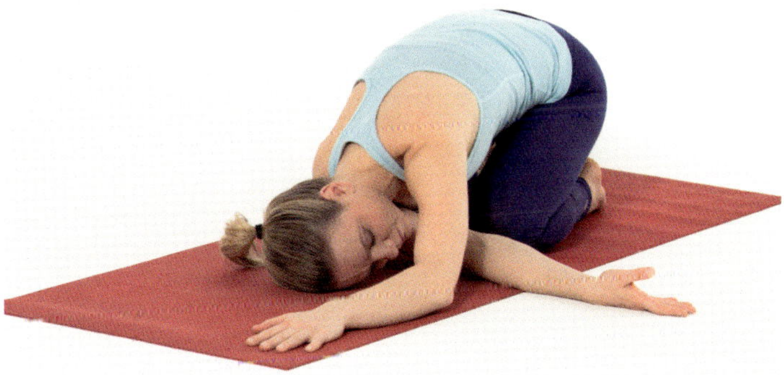

# Dehnen der Beinrückseite

» Das Bindegewebe (Bänder, Sehnen und Faszien) im Bereich der Beinrückseite muss kräftig und flexibel sein, damit das Bewegungsspektrum nicht eingeschränkt ist.

5 pro Seite

**Muskelgruppe:** Beinrückseite, unterer Rücken, Po
**Material:** Handtuch oder flaches Kissen

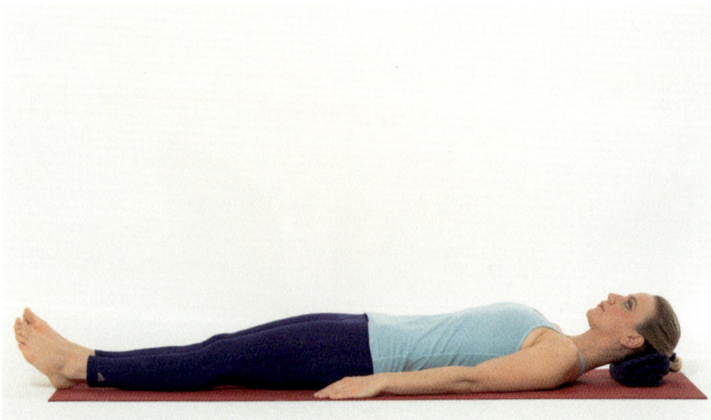

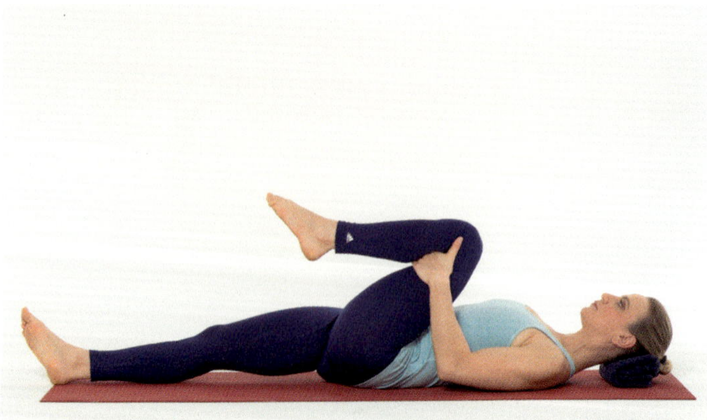

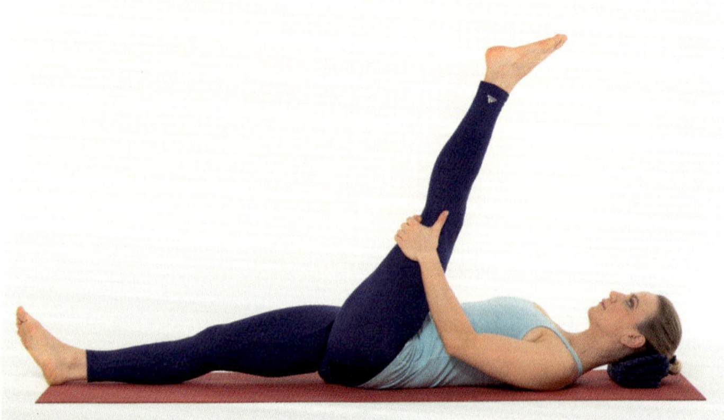

## Ausgangsposition

- Rückenlage.
- Die Beine liegen gestreckt auf dem Boden.
- Die Arme liegen locker neben dem Körper.
- Der Kopf ist abgelegt, idealerweise auf einem flachen Kissen oder einem zusammengelegten Handtuch, damit die Halswirbelsäule etwas entlastet wird.

## Ausführung

- Nun das rechte Bein anwinkeln und das Knie zur Brust führen.
- Mit beiden Händen in die Kniekehle greifen und das Knie noch weiter an den Körper heranziehen, bis eine leichte Dehnung im Po und im unteren Rücken spürbar ist.
- Das Bein dann vorsichtig strecken und in die Dehnung bringen.
- Nachgeben, sobald das Bein zu zittern beginnt.
- Anschließend die Beine wechseln.

# Dehnen der Adduktoren

Diese Übung verbessert die Spannkraft und erhöht die Geschmeidigkeit der Muskulatur und der Faszien im Bereich der inneren Oberschenkel. Sie gehört wie die Kräftigung zu jedem Training.

5

**Muskelgruppe:** Beininnenseite

## Ausgangsposition

- Weiter Grätschstand.
- Den Oberkörper nach unten abrollen, die Beine beugen, so dass die Handflächen problemlos auf dem Boden abgesetzt werden können.
- Den Kopf locker hängen lassen.

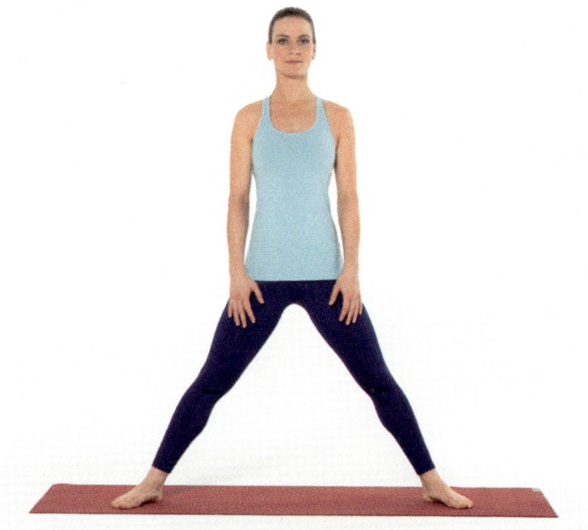

## Ausführung

- Nun mit den Händen zum rechten Fuß „wandern“, dabei das rechte Bein beugen und das linke strecken.
- Den Po weit nach hinten schieben, damit das Knie nicht ungünstig belastet wird.
- Das Gewicht auf die rechte Ferse legen.
- Dann mit den Händen zum linken Fuß wandern und das linke Bein beugen, das rechte strecken. Das Gewicht ebenfalls verlagern.

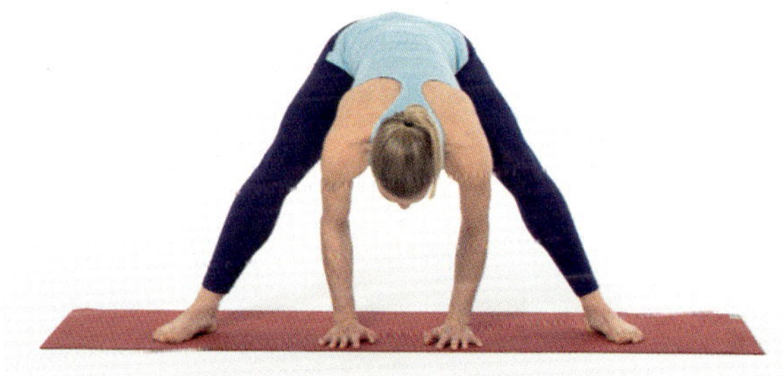

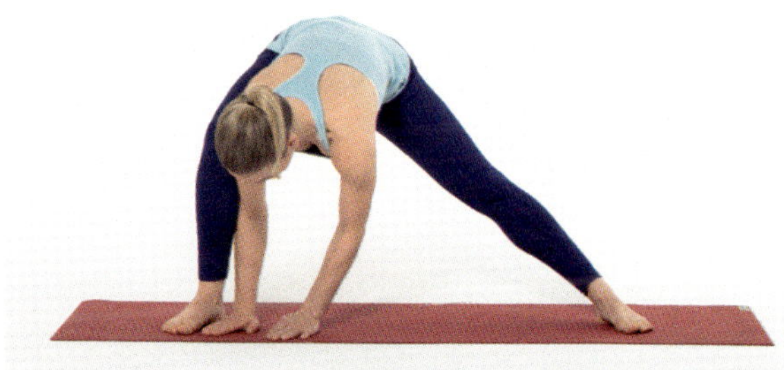

# Dehnen des Rumpfes

» Die Muskulatur zur Aufrichtung der Brustwirbelsäule erhält hier die nötige Beweglichkeit und unterstützt zudem die tiefe Atemfähigkeit, die nur bei einem mobilen Brustkorb-Rippengeflecht möglich ist.

8

**Muskelgruppe:Brust,** Schultern, oberer Rücken, Hände

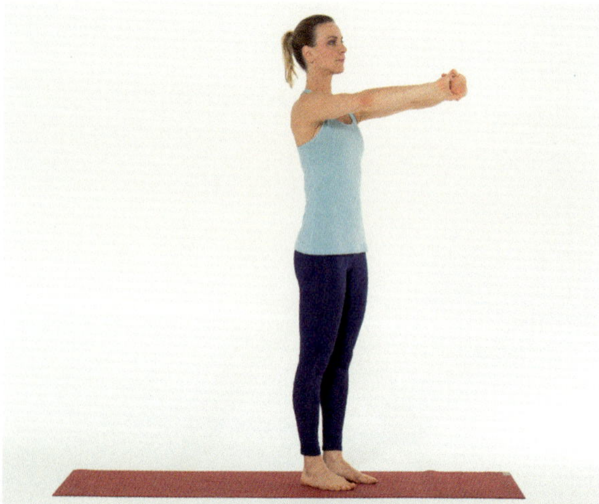

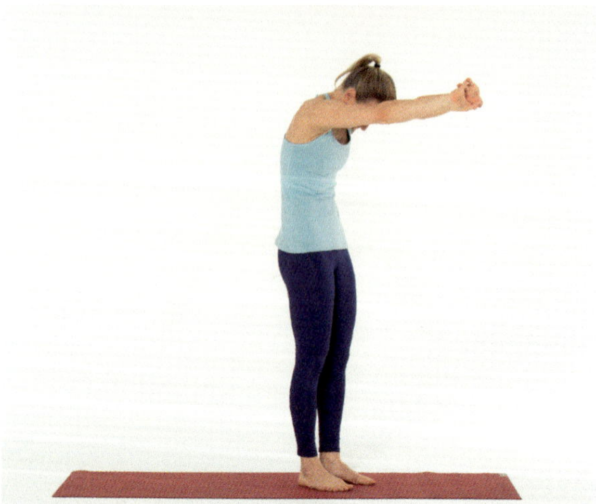

### Ausgangsposition

- Stabiler Stand.
- Die Arme sind nach vorn ausgestreckt und auf Brusthöhe angehoben.
- Die Hände sind ineinander verschränkt, sodass beide Handflächen nach vorn zeigen.

### Ausführung

- Einatmen.
- Beim Ausatmen die Hände weiter nach vorn schieben …
- … dabei den Kopf zur Brust ziehen und den Oberkörper runden, ohne ihn jedoch zu weit nach vorn abzuneigen.
- Handflächen und Brustkorb sind so weit wie möglich voneinander entfernt, sodass eine Dehnung zwischen den Schulterblättern spürbar wird.
- Beim erneuten Einatmen die Arme nach oben über den Kopf führen.

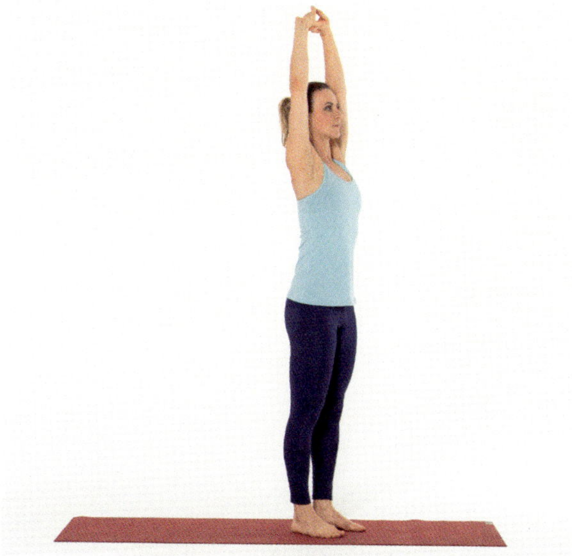

- Der Blick folgt den Händen.
- Beim nächsten Einatmen die Arme öffnen, in einem großen Kreis erst nach unten und dann hinter den Körper führen.
- Dort die Hände wieder ineinander verschränken.
- Beim Ausatmen die Schultern zurückziehen, die Brust heben, den Bauchnabel aber nach innen halten.
- Der Blick ist zum Bauchnabel gerichtet.
- Mit dem nächsten Einatmen den Ablauf von vorn beginnen.

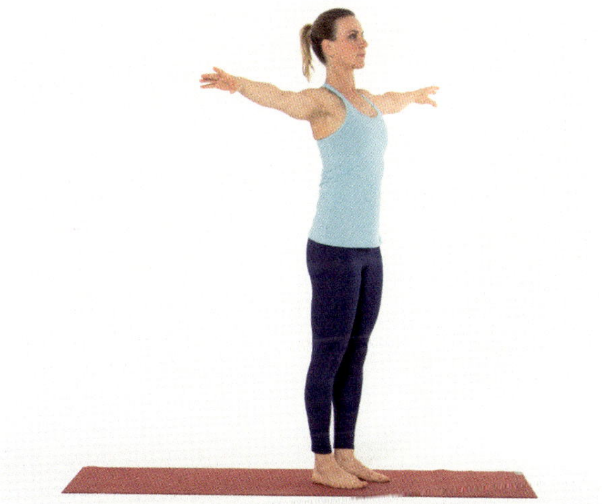

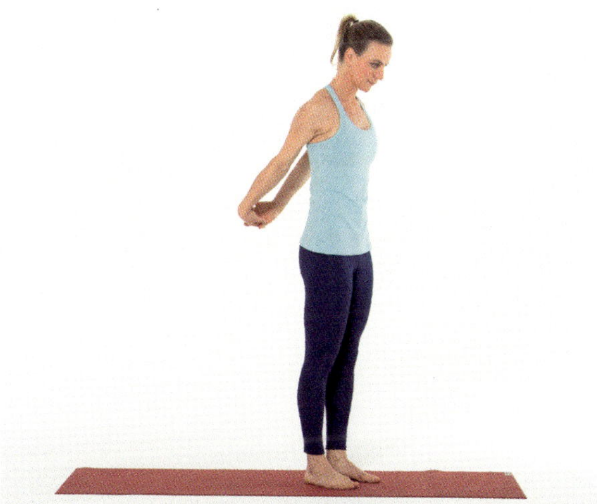

**TIPP:** Bleiben Sie während der gesamten Übung in Ihrem natürlichen Atemrhythmus.

# Verbesserung der Fußbeweglichkeit

» Diese Dehnung erhält die Beweglichkeit unserer stets beanspruchten Fußmuskulatur und kann bei regelmäßiger Durchführung vielen Verletzungen vorbeugen.

**10 pro Seite**

**Muskelgruppe:** Fußvorderseite, Fußsohle

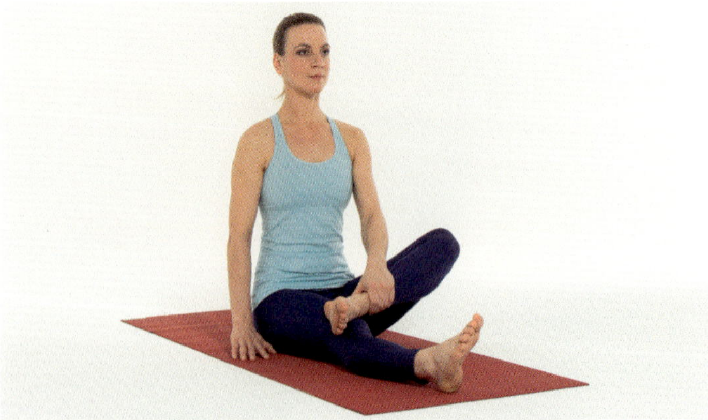

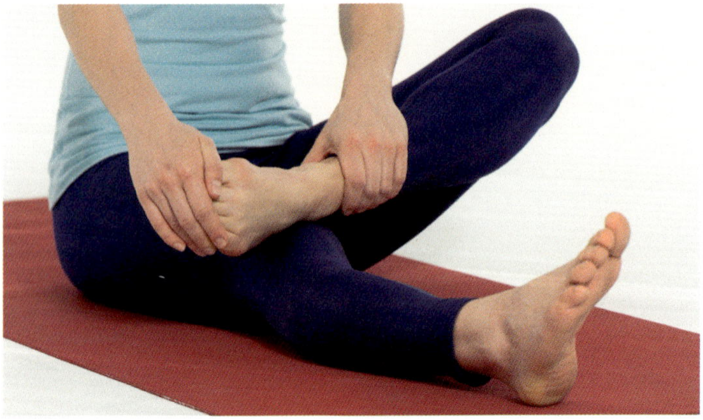

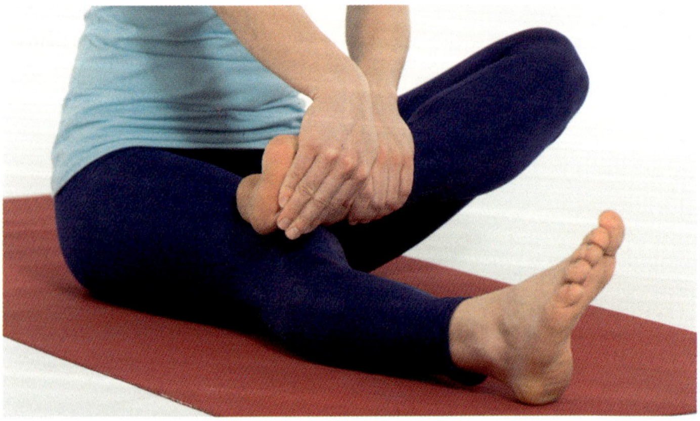

## Ausgangsposition

- Langsitz.
- Der rechte Fuß liegt auf dem linken Oberschenkel.

## Ausführung

- Mit einer Hand den rechten Fuß oberhalb des Knöchels festhalten.
- Die andere Hand liegt über den Zehen und bewegt den Fuß im Sprunggelenk vor und zurück.
- Anschließend die Füße wechseln.

# Dehnen der Fußmuskulatur

Mit dieser Übung wird der gesamte Bandapparat des Fußes gedehnt und stabilisiert.

10 pro Seite

**Muskelgruppe:** Fußaußenkante, Fußinnenkante

## Ausgangsposition

- Stabiler Stand.
- Die Hände sind in die Hüften gestützt.

## Ausführung

- Zunächst die rechte Fußinnenseite nach oben ziehen,
- dann die Außenseite.
- Beide Kanten im Wechsel belasten.
- Anschließend die Füße wechseln.

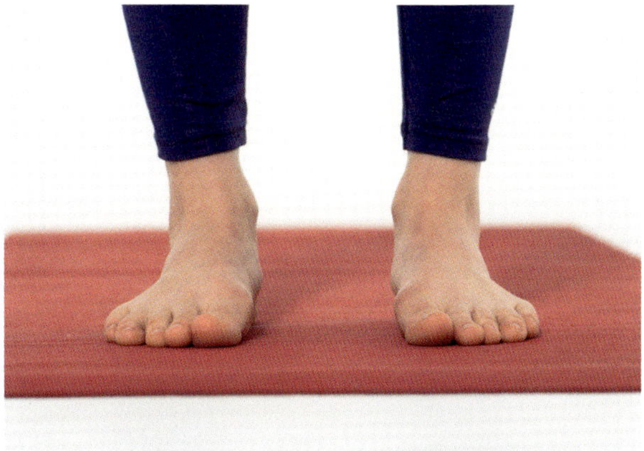

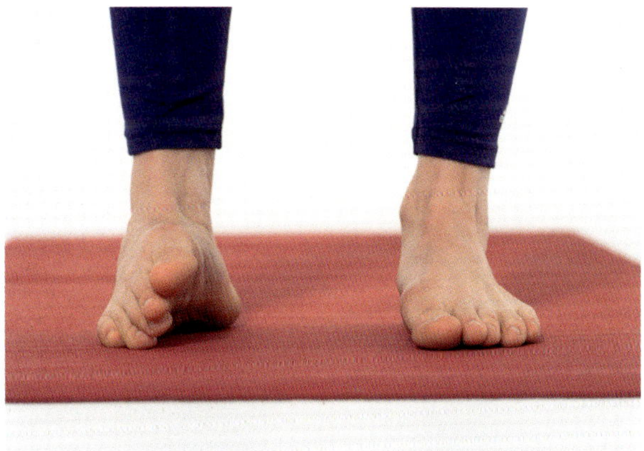

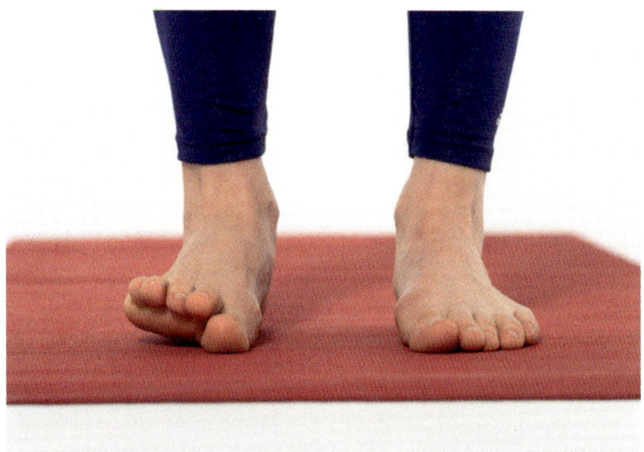

# Dehnen der Unterarme I

Diese Dehnung ist besonders nach langer Schreibarbeit am Computer zu empfehlen. Die Muskulatur in den Unterarmen braucht Entlastung, damit die Durchblutung wieder einwandfrei funktioniert.

**10 Sekunden halten**

**Muskelgruppe:** Unterarminnenseite

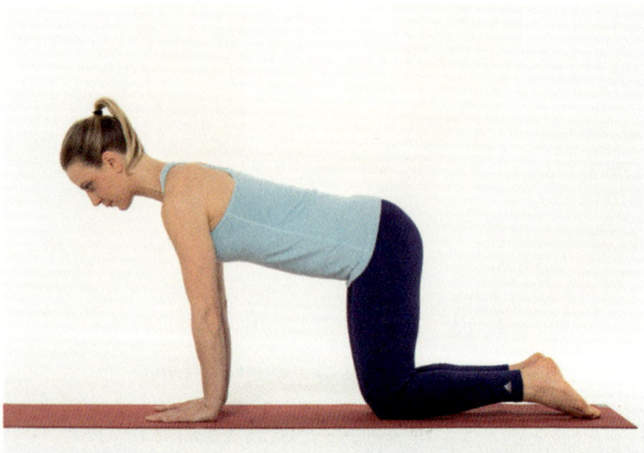

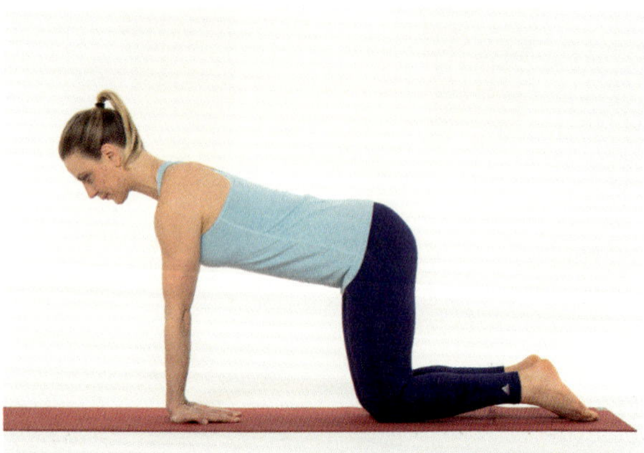

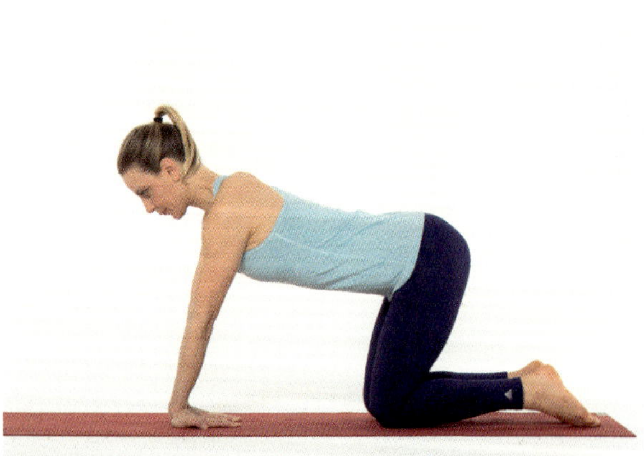

### Ausgangsposition

- Vierfüßlerstand.
- Der Hals ist lang.
- Der Rücken ist gerade.
- Die Hände sind unter den Schultern aufgestützt.
- Die Arme sind gestreckt.

### Ausführung

- Die Hände drehen, sodass die Finger zu den Knien zeigen.
- Den Po leicht nach hinten bewegen, bis sich eine Dehnung in den Unterarmen bemerkbar macht.
- Die Handballen bleiben dabei am Boden.
- Vorsichtig und langsam in die Bewegung gehen und die Schultern tief halten.

Alternativ kann diese Übung auch an der Schreibtischkante durchgeführt werden:

- Aus dem Stand vor dem Tisch die Hände mit dem Handballen auf den Tisch setzen, sodass die Finger um die Kante greifen können und die Arminnenseiten nach vorn zeigen.

# Dehnen der Unterarme II

Auch diese Übung entspannt und dehnt die Unterarme. Die Dehnung ist in dieser Ausführung bis in den Handrücken spürbar und hält das Handgelenk mobil.

**10 Sekunden pro Seite**

**Muskelgruppe:** Unterarmaußenseite

## Ausgangsposition

- Stabiler Stand.
- Der rechte Arm ist auf Brusthöhe nach vorn ausgestreckt.
- Die Hand ist nach unten geklappt.

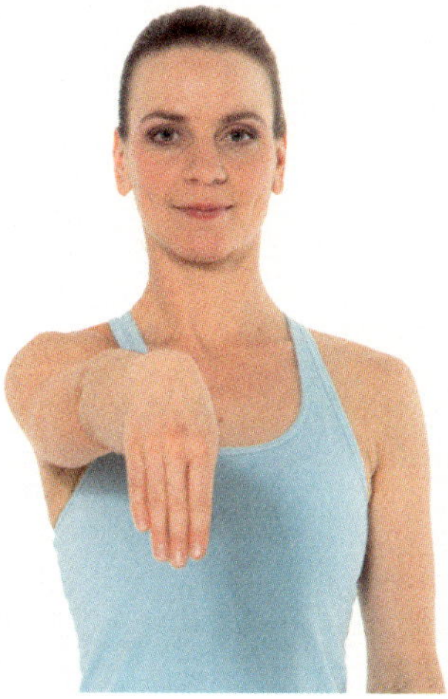

## Ausführung

- Nun die linke Hand vor die Finger legen und vorsichtig weiter nach unten Richtung Körper drücken, bis die Dehnung auf dem Handrücken und der Vorderseite des Arms fühlbar ist.

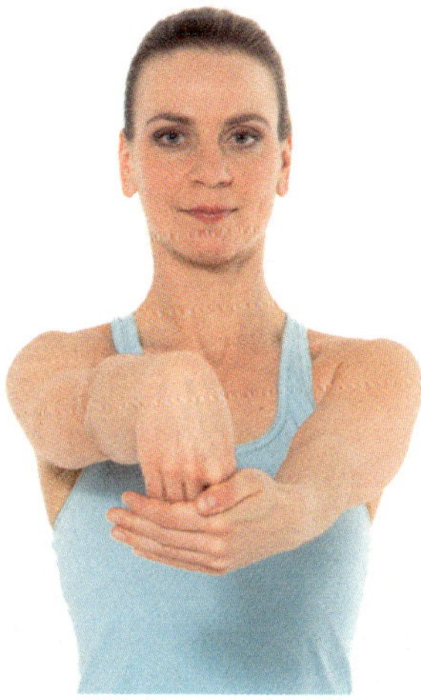

**TIPP:** Eine tägliche Durchführung beider Übungen schafft Linderung bei Beschwerden und kann auch schmerzhaften Entzündungen in der Sehnenscheide am Handgelenk oder Ellbogen vorbeugen.

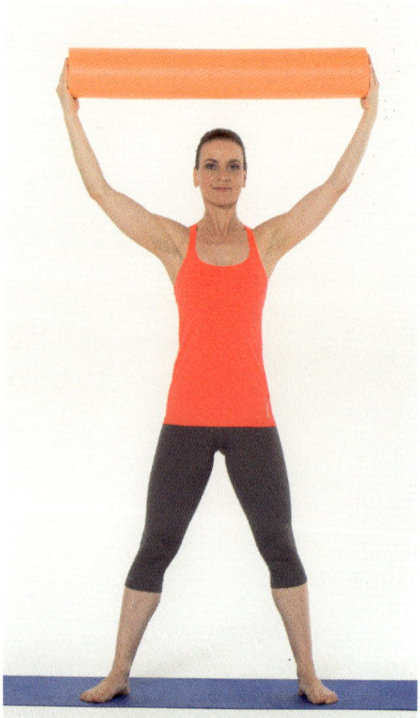

## Trainingsprogramme

In dem vorangegangenen Übungsteil haben wir Ihnen über 74 Übungen aus verschiedenen Bereichen vorgestellt, aus denen Sie sich Ihr ganz persönliches Lieblingsprogramm zusammenstellen können – immer wieder neu.

Manchmal ist es jedoch auch leichter, nach einem „fertigen“ Trainingsplan zu trainieren, gerade auch für Einsteiger. Daher haben wir auf den folgenden Seiten Übungen zu kompletten Work-outs zusammengestellt. Jedes Programm widmet sich einem anderen Schwerpunkt, die Übungen sind genau aufeinander abgestimmt. Insgesamt sind es 5 Programme:

- Programm 1: Stabiler Rücken
- Programm 2: Die Füße im Fokus
- Programm 3: Übungen am Arbeitsplatz
- Programm 4: Top 11
- Programm 5: Aktive Entspannung

Jedes Programm beginnt mit einer Aufwärmübung.

**Alle Trainingsprogramme finden Sie zudem auch auf der beiliegenden DVD. So können Sie sich jede Übung jedes Programms mit einer kompletten Wiederholungszahl ansehen – und in Echtzeit mitmachen!**

## Alle Programme auf einen Blick

# Stabiler Rücken

Material: **Bälle, Stuhl, Rolle**



# Die Füße im Fokus

Material: **Bälle, Stuhl, Rolle**



# Übungen am Arbeitsplatz

Material: **Rolle**



# Top 11

Material: **Rolle**



# Aktive Entspannung

Material: **Gewichte**

# Programm 1: Stabiler Rücken

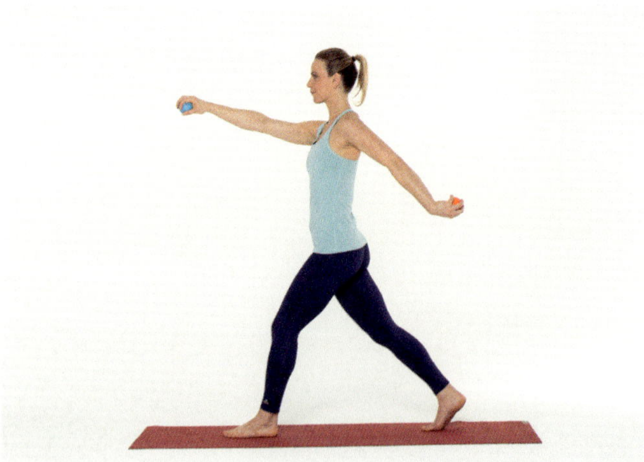

1. **Armschwung mit Beinfedern**
(S. 26)

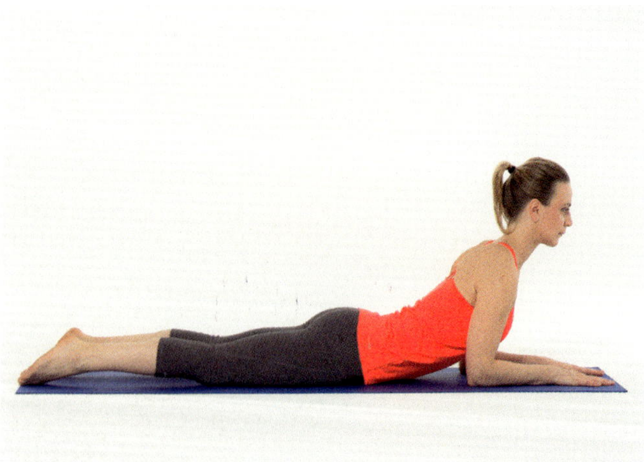

2. **Unterarmstütz**
(S. 41)

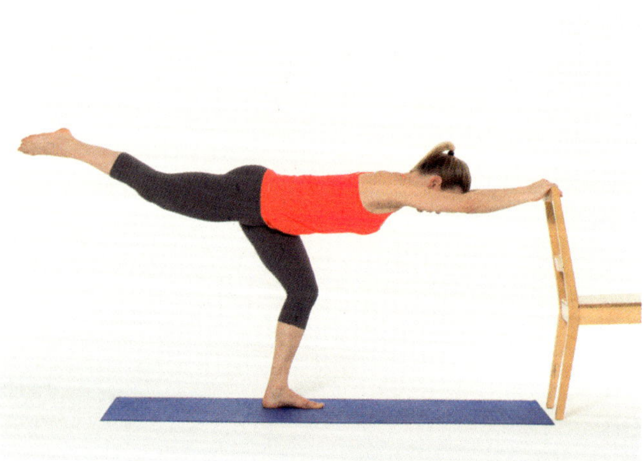

3. **Einbeinstand**
(S. 44)

**4. Rumpfkreisen**
(S. 38)

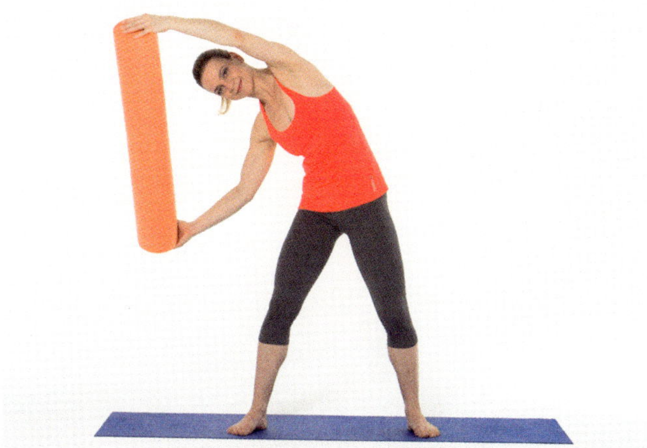

**5. Laufender Liegestütz**
(S. 34)

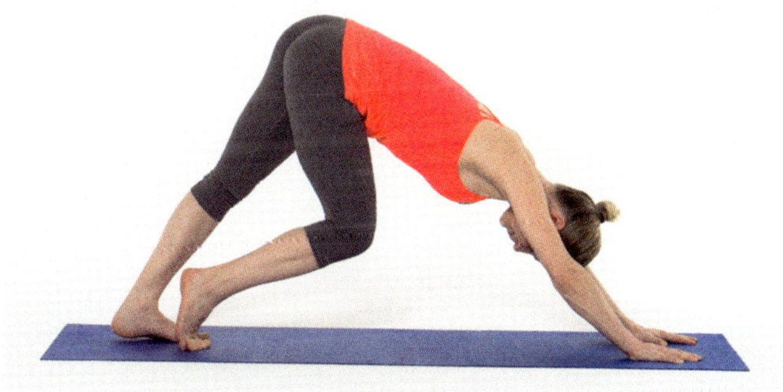

**6. Langsitz**
(S. 29)

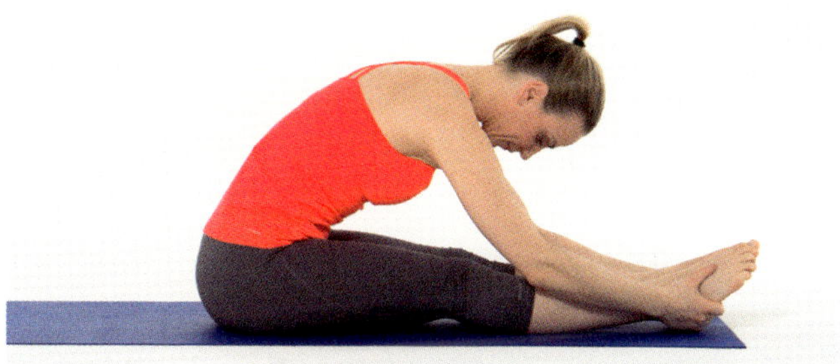

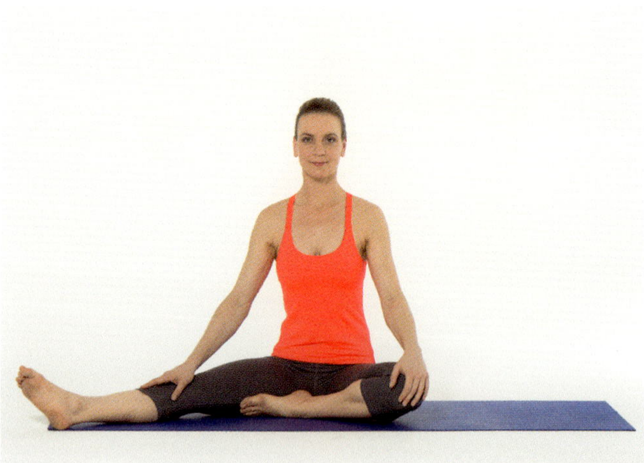

**7. Dynamischer Hürdensitz**
(S. 47)

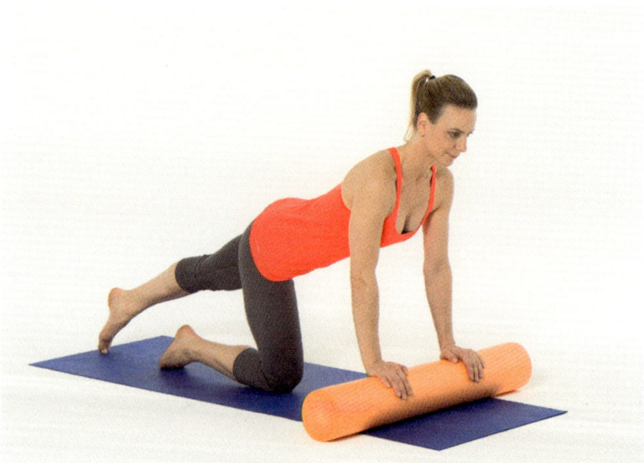

**8. Vierfüßlerstand auf der Rolle**
(S. 56)

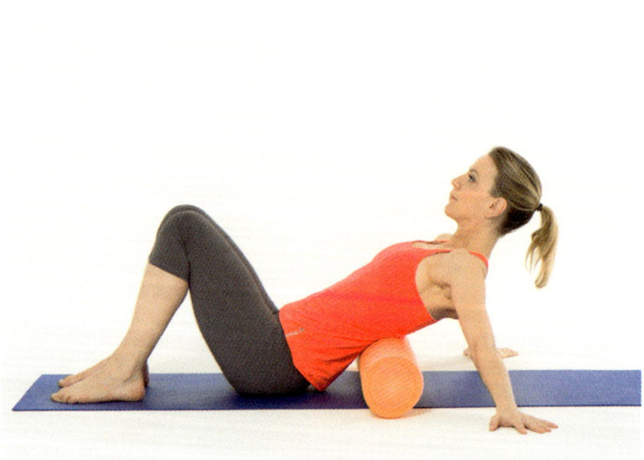

**9. Selbstmassage: Unterer Rücken I**
(S. 81)

# Programm 2: Die Füße im Fokus

1. **Zehenspitzenstand**
   S. 25

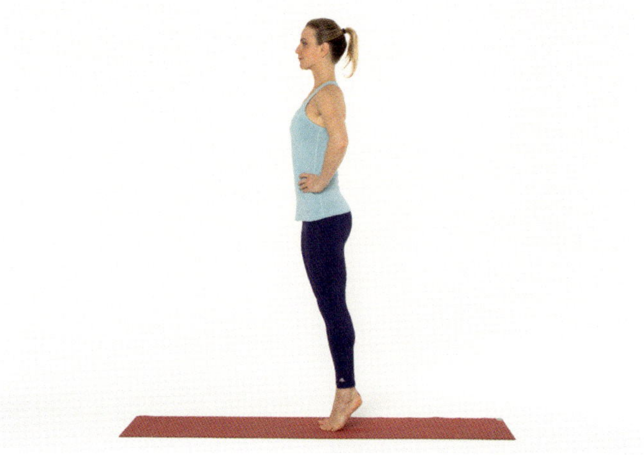

2. **Selbstmassage: Fuß**
   (S. 73)

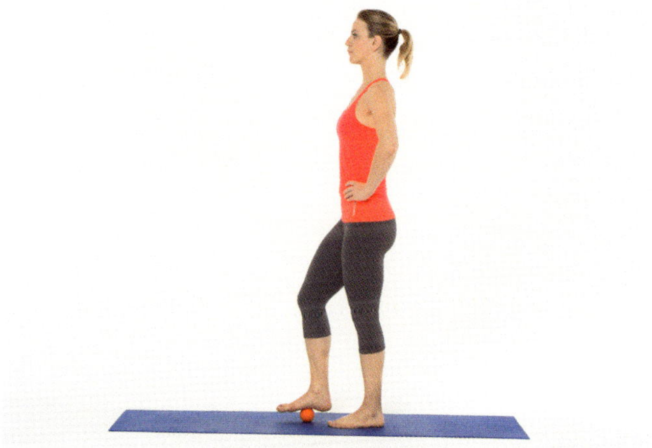

3. **Ausfallschritt mit Sprung**
   (S. 60)

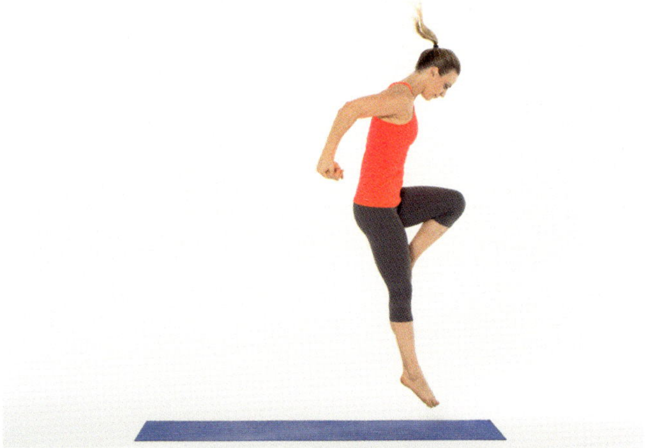

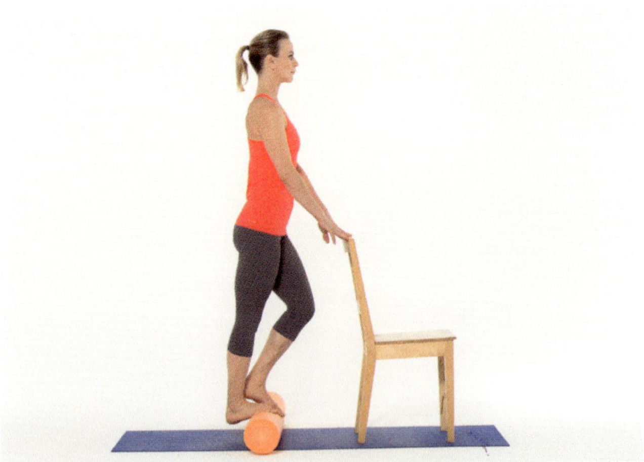

**4. Selbstmassage: Fuß & Wade**
(S. 72)

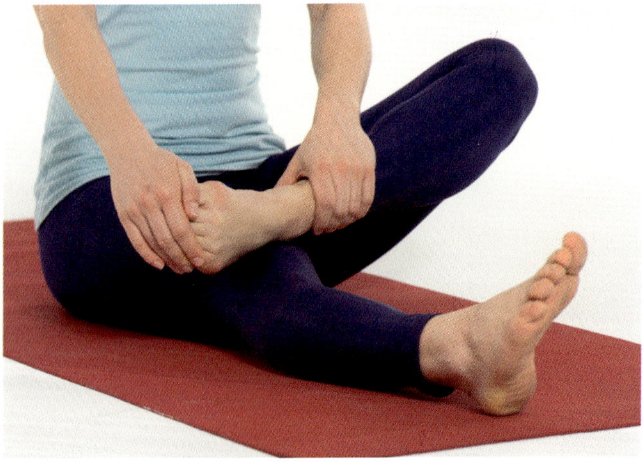

**5. Verbesserung der Fußbeweglichkeit**
(S. 106)

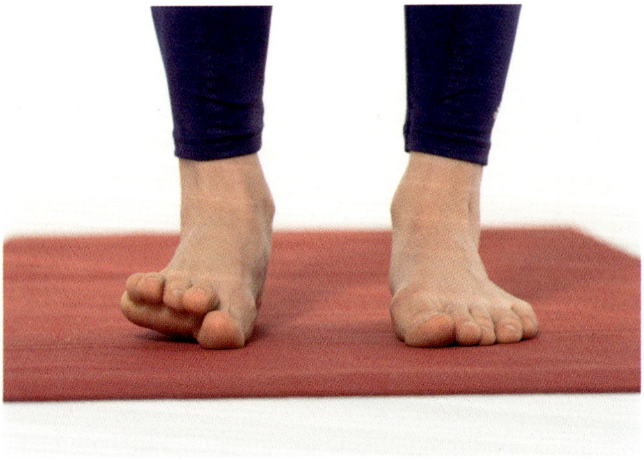

**6. Dehnen der Fußmuskulatur**
(S. 107)

# Programm 3: Übungen am Arbeitsplatz

1. **Brustöffner**
   (S. 24)

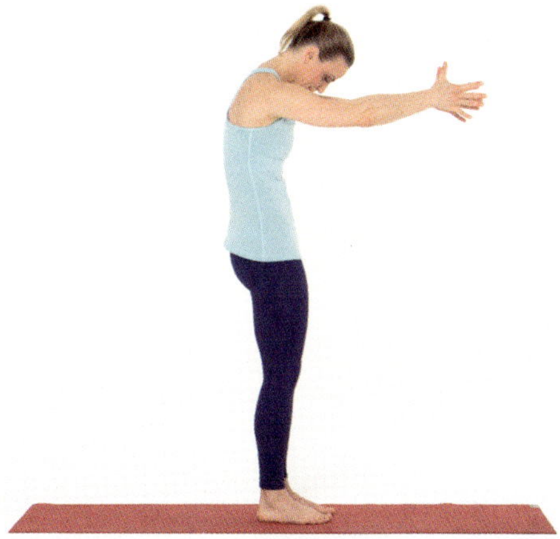

2. **Mobilisierung von Nacken und Wirbelsäule**
   (S. 95)

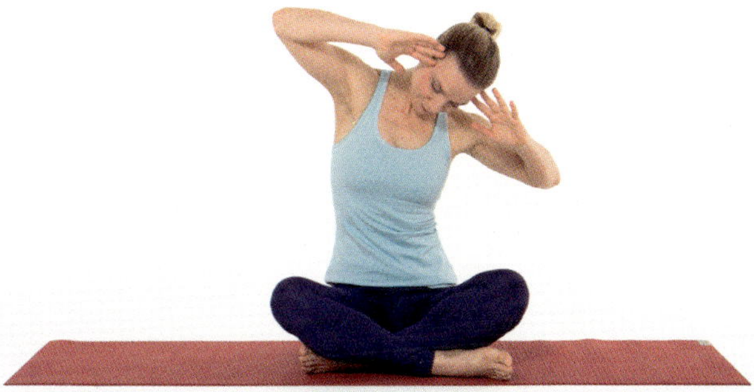

3. **Dehnen des Rumpfes**
   (S. 104)

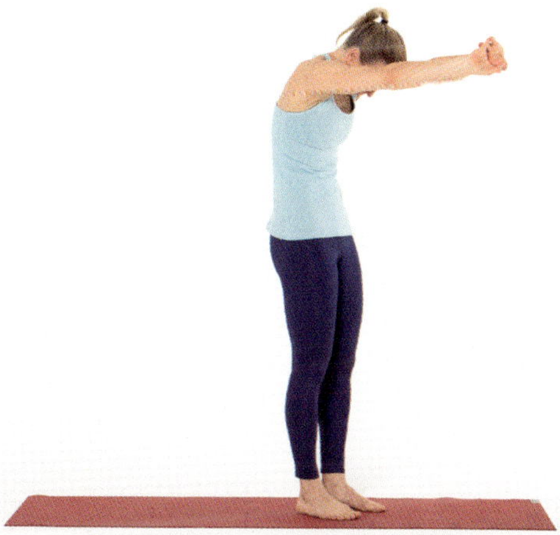

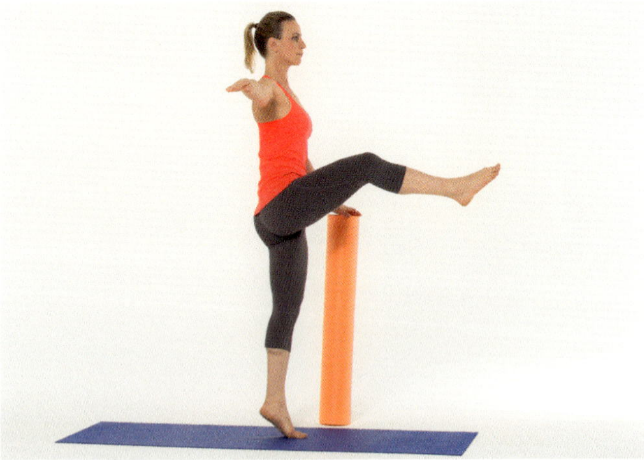

4. **Frontales Beinschwingen**
   (S. 71)

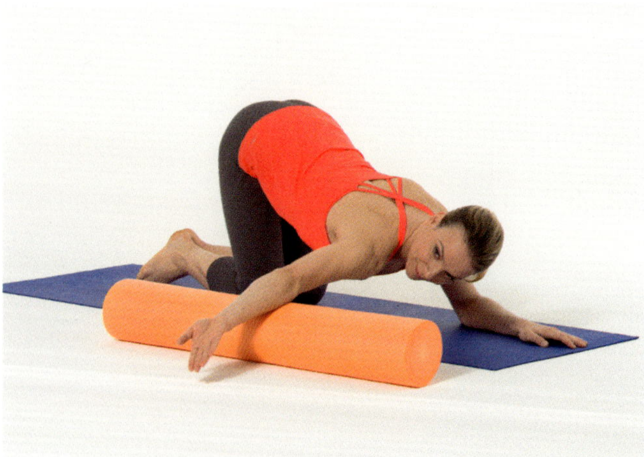

5. **Selbstmassage: Unterarm**
   (S. 90)

**6. Dehnen der Unterarme I**
(S. 108)

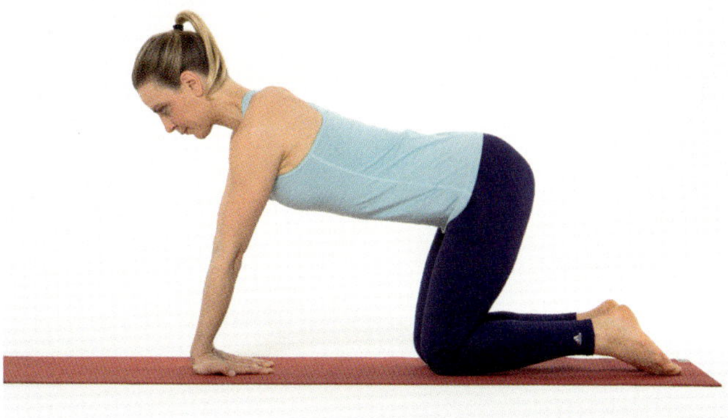

**7. Dehnen der Unterarme II**
(S. 109)

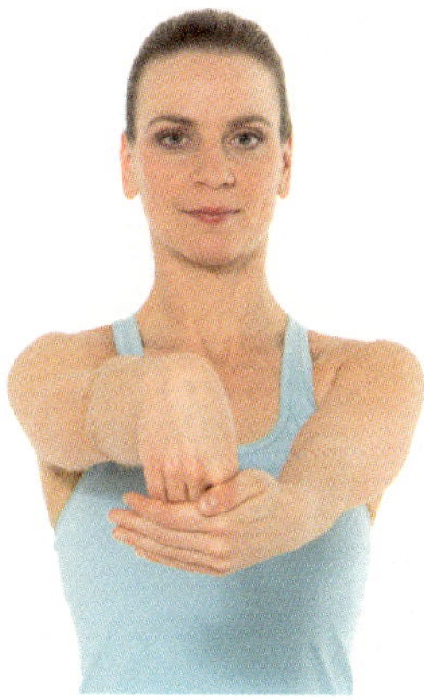

# Programm 4: Top 11

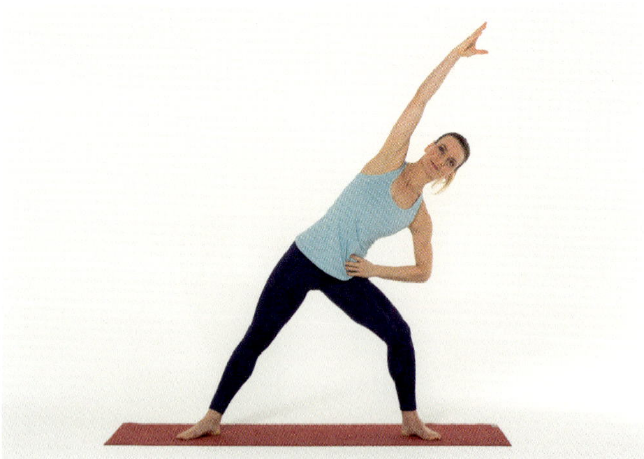

**1. Fließender Seitenwechsel**
(S. 27)

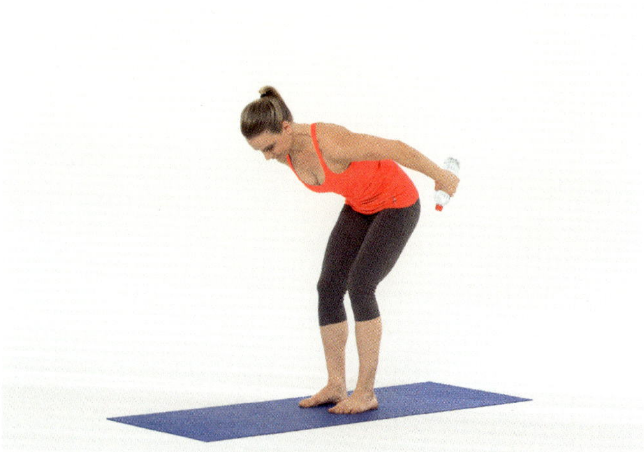

**2. Frontales Schwingen**
(S. 64)

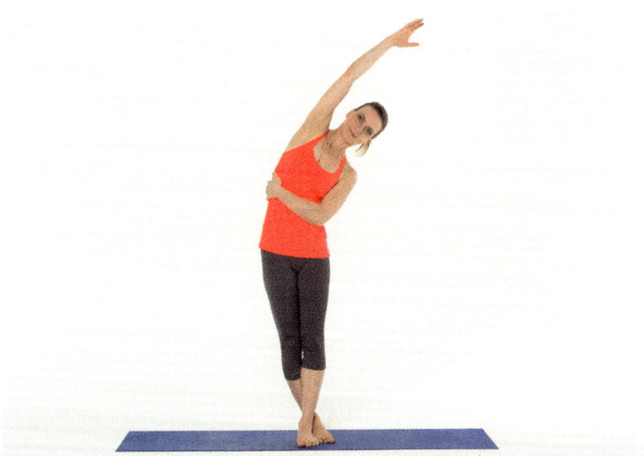

**3. Bogen**
(S. 46)

4. **Federnder Twist Jump**
(S. 66)

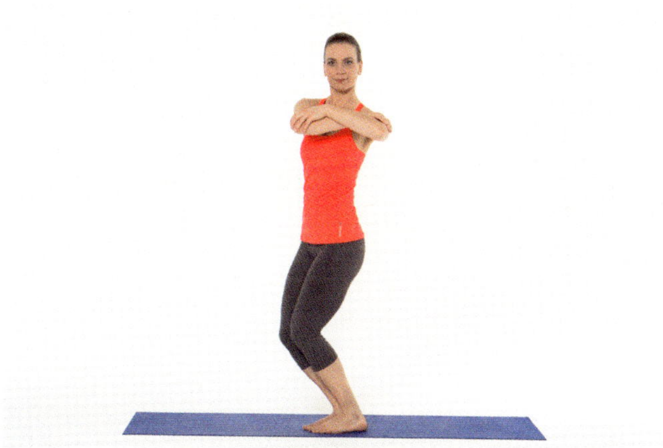

5. **Schwingen in die Sumohocke**
(S. 62)

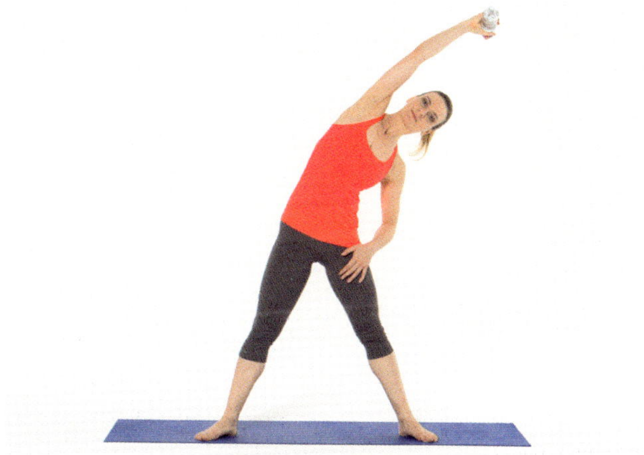

6. **Laufender Liegestütz**
(S. 34)

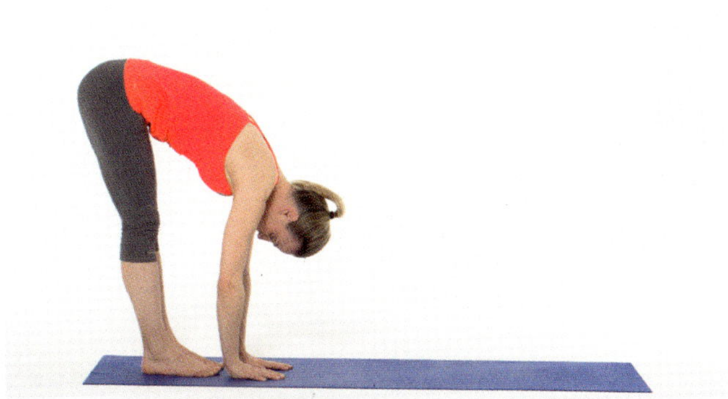

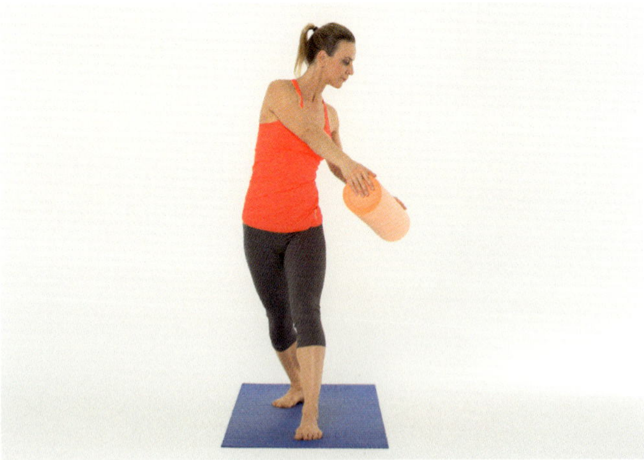

**7. Paddelzug**
(S. 54)

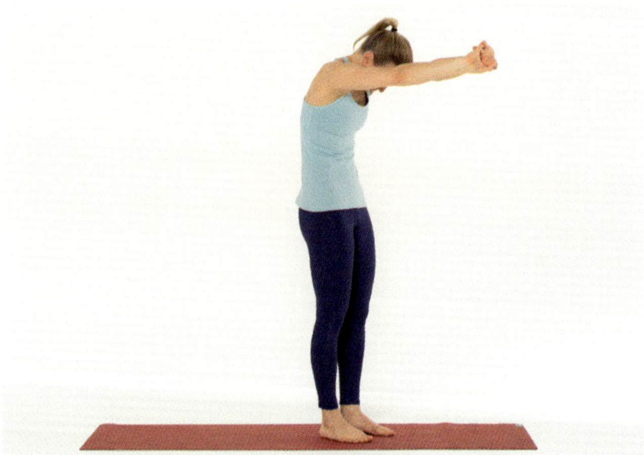

**8. Dehnen des Rumpfes**
(S. 104)

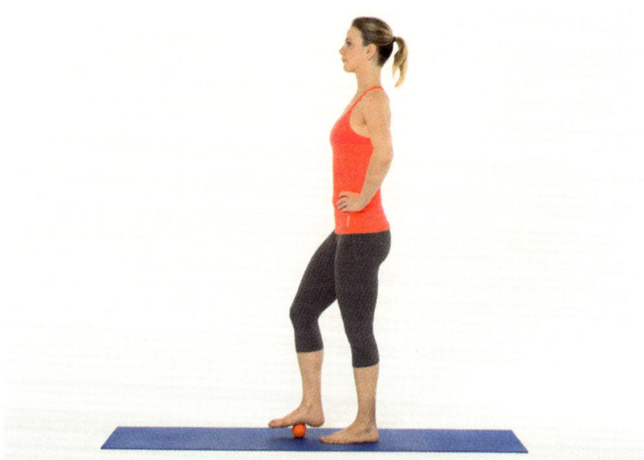

**9. Selbstmassage: Fuß**
(S. 73)

**10. Selbstmassage: Wade**
(S. 74)

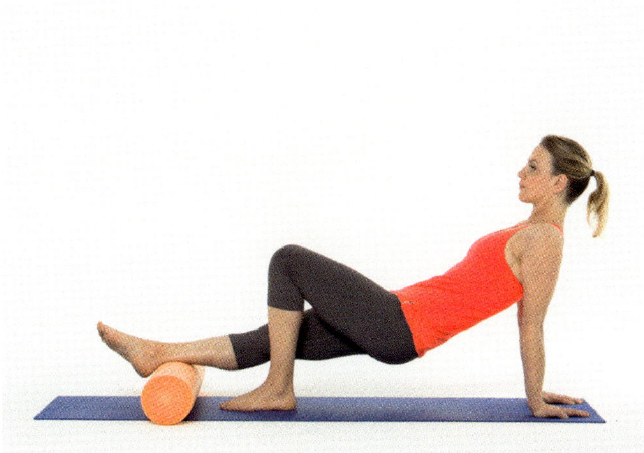

**11. Selbstmassage: Unterer Rücken II**
(S. 82)

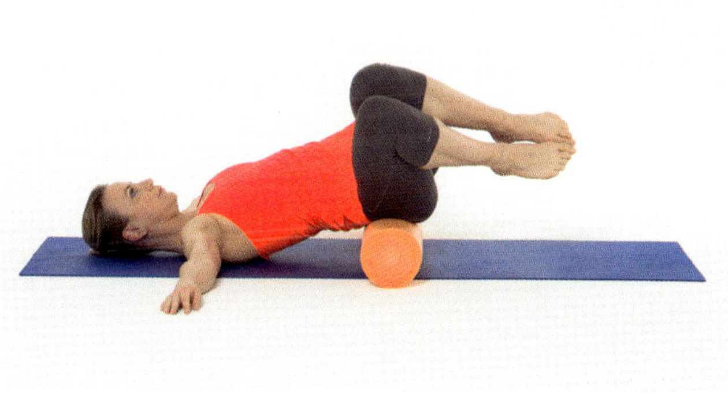

# Programm 5: Aktive Entspannung

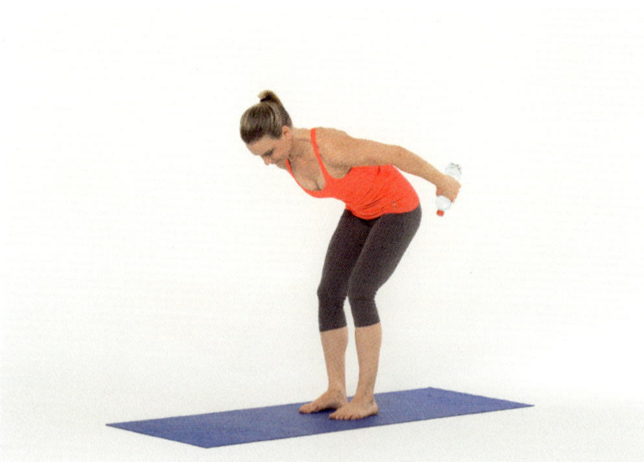

1. **Frontales Schwingen**
   (S. 64)

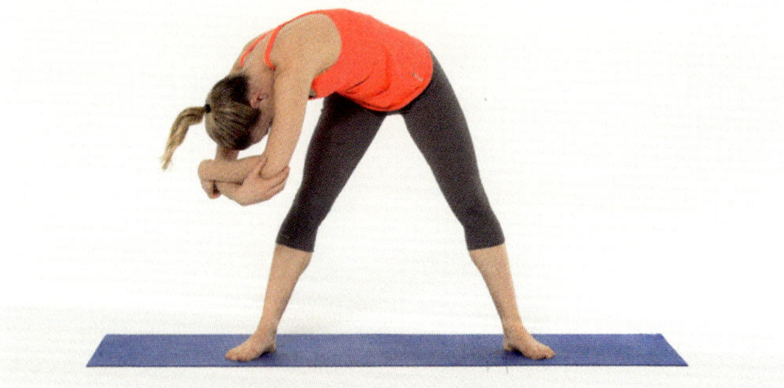

2. **Pendeln in der Rumpfbeuge**
   (S. 61)

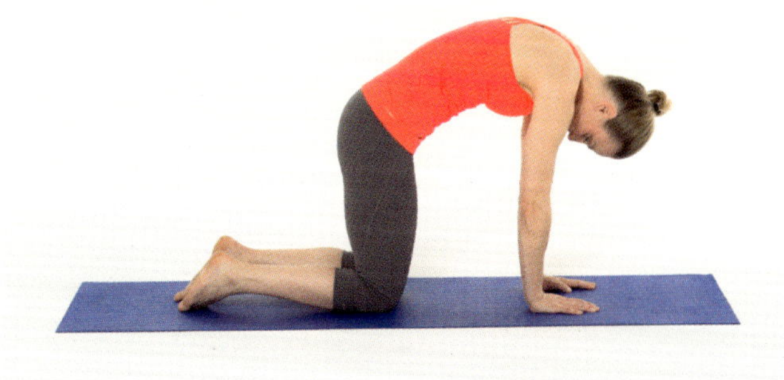

3. **Beckenkreisen**
   (S. 31)

**4. Selbstmassage: Rumpf**
(S. 93)

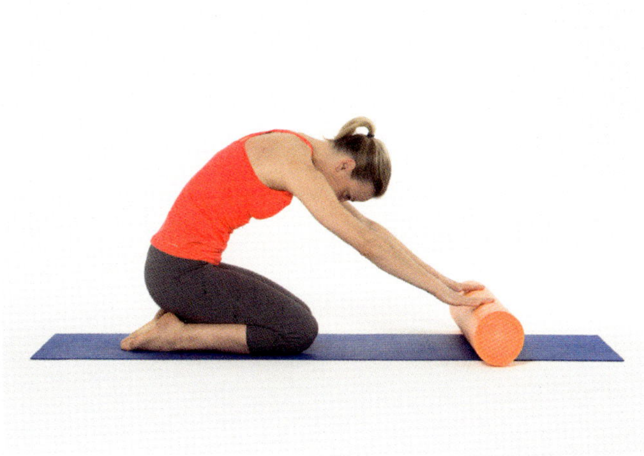

**5. Kopfkreisen**
(S. 28)

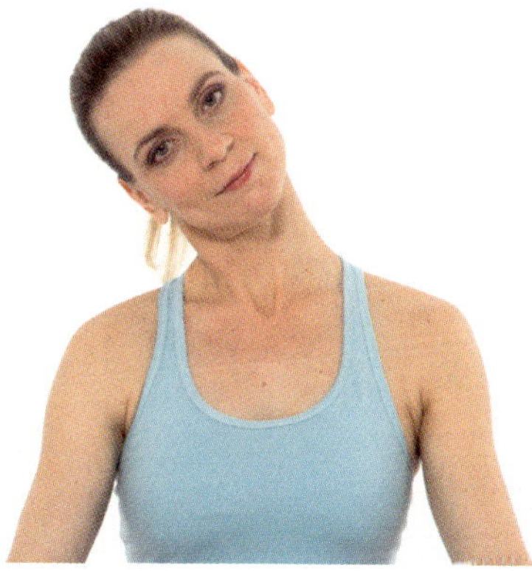

# Sachregister

# Übungsregister

**Autorin**
Susann Hempel,
Diplom-Sportwissenschaftlerin mit Weiterbildungen zur Personal Trainerin DSHS, Ernährungstrainerin und „barre concept"-Trainerin. Arbeitet als Personal Trainerin, Fitnesstrainerin, Motivationscoach und Ernährungsberaterin in Köln.
(www.staytuned-coaching.de)

**Übungsausführung**
Susann Hempel

**Foto- und DVD-Produktion**
feinherb medien GmbH & Co. KG, Köln
www.feinherbmedien.de

**Fotos**
Matthias Hangst, Karlsruhe

**Kamera**
Dennis Weinert, Köln

**Illustrationen**
Hendrik Kranenberg, Drolshagen,
unter Verwendung von Vorlagen von © adimas – fotolia.com